SEJA FELIZ, MEU FILHO

IÇAMI TIBA

IÇAMI TIBA

SEJA FELIZ, MEU FILHO

Ampliação, atualização e revisão
Natércia Tiba

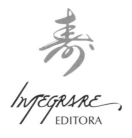

INTEGRARE
EDITORA

Copyright © 2006 Içami Tiba
Copyright © 2006 Integrare Editora Ltda.

Publisher
Maurício Machado

Produção editorial
Estúdio Sabiá

Preparação de texto
Rosamaria Gaspar Affonso

Revisão
Ceci Meira
Nana Rodrigues

Projeto gráfico e capa
Alberto Mateus

Foto da quarta capa
André Luiz M. Tiba

Diagramação
Crayon Editorial

Dados Internacionais de Catalogação na Publicação (CIP)
(Câmara Brasileira do Livro, SP, Brasil)

Tiba, Içami
    Seja feliz, meu filho / Içami Tiba ; ampliação, atualização e revisão Natércia Tiba. – São Paulo : Integrare Editora, 2006.

ISBN 85-99362-09-07

1. Crianças – Criação 2. Pais e filhos 3. Psicologia infantil I. Tiba, Natércia. II. Título.

06-7970   CDD-155.4

Índice para catálogo sistemático:
1. Filhos e pais : Relações familiares : Psicologia infantil 155.4

Todos os direitos reservados à INTEGRARE EDITORA LTDA.
Av. Nove de Julho, 5.519, conj. 22
CEP 01407-200 - São Paulo - SP - Brasil
Tel. (55) (11) 3562-8590
Visite nosso site: www.integrareeditora.com.br

Dedico este livro a todos os que ficam omitidos pela força da expressão "meu filho". Filho tem pai e mãe. É nosso filho quando falamos dele para terceiros, mas não soa bem quando um de nós lhe diz: "Seja feliz, nosso filho".
A minha mulher, M. NATÉRCIA,
mãe dos "meus filhos" ANDRÉ LUIZ,
NATÉRCIA (TIÇA) *e* LUCIANA.

sumário

Apresentação 11
Introdução 15

1 **Os pais sempre esperam algo dos filhos** 19
    Boa parte do *script* já está pronta 22
    Um gesto de amor 24
    As várias faces da moeda 26
    Reprodução assistida 29
    Um exemplo típico 31

2 **Desejos iniciais** 35
    O mais importante é que nasça perfeito 35
    Bebês difíceis 37
    Menino ou menina? 40
    Irmãos têm que se dar bem 43
    Mas que criança educada! 46
    Ensinando limites 49

3 **A difícil (e sublime) missão dos pais** 53
    Como se cometem erros 56
    O perigo de tolher iniciativas 59
    A sala de visitas e o quarto de despejo 62
    A copa e a cozinha 65

Quartos bagunçados 67
A aprendizagem do custo/benefício 70

4 Ir bem na escola é quase uma exigência 74
É de pequeno que se torce o pepino 77
Fazendo a lição pela criança 80
A reviravolta da 5ª série 83
A confusão mental nas meninas 86
A inundação dos hormônios 88
Um professor sob medida 90
As garotas não se rebelam tanto 92
O risco das pressões 93
A liberdade do colegial 94

5 Escolhendo os próprios rumos 99
A difícil opção profissional 101
Carreiras que dão ibope 103
Manifestações iniciais da vontade 106
A oposição declarada 108
Opções extravagantes 110
Como lidar com elas 112
O namoro com tipos estranhos 114

6 As muitas versões do sucesso 116
Pais que venceram na vida 117
Tipo 1: Pais que jogam a semente sob a própria copa 118
Tipo 2: Pais que lançam a semente longe 120
Tipo 3: Pais que deixam o filho encontrar seu caminho . . .122
Pai rico, filho nobre, neto pobre 123
"Filho rico" e "filho de rico" 126

    Superando a pobreza 127
    O grande retorno 129

7 **As armadilhas do fracasso** 131
    Pais que não estudaram e não venceram 132
    Pais que estudaram e fracassaram. 136
    Descompasso entre pai e mãe 139
    Quando a mulher é a vencedora. 143
    Velhos modelos caem por terra 146

8 **Famílias redesenhadas** 148
    Pais separados 153
    Poupando sofrimento 156
    O que a sociedade espera 162
    Produção independente e mães solteiras 166
    Filhos adotivos 170
    Pais adolescentes 173

9 **A felicidade não está pronta** 177
    Cada dia é um novo dia 178
    Fez a fama, deita na cama 178
    Cada filho é único. 179
    Permitir ou proibir na adolescência 184

Biografia do autor 193
Livros publicados. 197

apresentação

O livro original *Seja feliz, meu filho* foi escrito em 1995. Eu estava ainda na faculdade de psicologia e me lembro, como se fosse ontem, de ter ficado encantada com ele. Para mim, o título já era uma declaração de amor. Lembro-me do abraço apertado e das minhas lágrimas de emoção ao ver o livro pela primeira vez.

Naquela época, vivi a emoção de filha do autor, um misto de amor, admiração e gratidão. Passada uma década, agora casada com uma pessoa incrível e com dois filhos maravilhosos, vivo a emoção de mãe que quer, acima de tudo, que eles sejam também muito felizes. Já consigo ver no sorriso dos meus filhos a declaração de amor feita pelo avô. Ocupo um lugar privilegiado – uma mensageira entre a primeira e a terceira geração. Uma mensagem escrita pelo meu pai a partir de sua história de vida, sua história profissional, com a participação e contribuição incontestável da sua companheira de vida, minha mãe.

Como filha, colega de consultório e profissão, tive o enorme prazer e a honra de fazer a revisão e atualização deste livro – o meu preferido. Foi um trabalho gostoso e emocionante.

Desde a primeira edição de *Seja feliz, meu filho*, muita coisa mudou. O mundo está diferente, mais competitivo, mais perigoso, a vida e a privacidade das pessoas, mais expostas, ocorreram muitas mudanças nas formas de relacionamento afetivo e na constituição familiar. Mais liberdade e também mais liberalismo. Parece que precisamos estar muito melhor preparados do que antigamente para conseguir sobreviver nos dias de hoje.

Diante de tanta mudança, algo permaneceu imutável: o desejo dos pais de que seus filhos sejam felizes.

O desejo é o mesmo, mas o que nos faz felizes, não. A felicidade, que antes estava relacionada à estabilidade, a um casamento duradouro e a filhos saudáveis, hoje parece algo muito mais complexo e difícil de atingir. Para alguns, a felicidade está em ser bem-sucedido profissionalmente; para outros, está em ver os filhos preparados para o futuro, livres das drogas; alguns a encontram na fama e no sucesso, outros precisam de tudo isso e muito mais.

Talvez o que seja felicidade para nós, pais, não seja felicidade para os filhos. Talvez o que sonhamos para eles não seja aquilo que eles queiram realizar. O importante é darmos a eles os instrumentos e uma estrutura emocional que os ajude a alcançar seus próprios objetivos.

Por amor aos filhos, sonhamos e criamos expectativas, e também por amor a eles, temos que deixá-los sonhar e ajudá-los a ser o melhor que podem ser. Para isso, não basta apenas amor e boas intenções. São necessárias informações, esclarecimentos, atenção, observação, dedicação e reflexão.

Este é o objetivo deste livro. Ele é um convite aos pais apaixonados e bem-intencionados para também se instruírem, para se tornarem os melhores pais possíveis. Ele nos ajuda a refletir sobre as expectativas que temos em relação aos filhos, e como estas podem favorecê-los ou prejudicá-los na construção de sua própria história. Este livro acolhe a angústia de pais que se sentem desorientados e preocupados com a educação e a felicidade dos filhos.

Tenho certeza de que *Seja feliz, meu filho* trará à tona uma série de sentimentos. Lembranças e vivências que temos enquanto filhos. Amor, esperança e amparo enquanto pais.

Mas esta obra traz, acima de tudo, uma reflexão guiada por um excelente profissional, uma pessoa extraordinária, que tem orientado jovens e famílias, pais e educadores na busca não só da própria felicidade, mas também de uma sociedade melhor.

Que a leitura deste livro os beneficie enquanto pais e possa torná-los também mensageiros desta declaração de amor, para que ela possa ser passada ainda para muitas gerações.

NATÉRCIA TIBA
Psicóloga de crianças e adolescentes.
Responsável pela ampliação,
atualização e revisão desta obra.

Primavera de 2006

introdução

diz um ditado que durante a vida o homem deve plantar uma árvore, ter um filho e escrever um livro. Mas um desses objetivos jamais pode ser alcançado sozinho: o filho. Ele nunca é um objeto pessoal. Vai ser sempre uma produção do casal. A natureza fez a vida de uma maneira muito sábia, porque são necessárias sempre duas pessoas para formar uma criança.

Um detalhe interessante:

> A criança não nasce psicologicamente pronta.
> Embora traga nos genes heranças
> das famílias paterna e materna, ela precisa
> do afeto e do carinho dos pais
> para se desenvolver.

Caso viesse ao mundo como uma tartaruga, seu comportamento já estaria inscrito nos seus cromossomos. Graças a essa parte psicológica ainda não pronta, a criança pode ser comparada a uma esponja, que vai absorver tudo dos pais, inclusive as expectativas. Além daquilo que é determinado pelos *cromossomos,* ao longo dos anos, ela vai recebendo dos pais *como somos,* e dentro dela começam a se compor os atributos que determinarão como ela vai ser.

As expectativas nada mais são do que um produto do amor. Como deixar de amar aquele pequeno ser que nasce de si mesmo e de alguém que se ama? Antes mesmo da gravidez, quando o casal planeja filhos, já está vislumbrando o futuro deles, todo um caminho a ser percorrido em direção ao sucesso e à felicidade. Muito raramente os pais depositam sentimentos negativos sobre os recém-nascidos ou os filhos que, nas suas conversas, imaginam ter um dia.

> Com o poder de influir na história do
> desenvolvimento da criança, por meio de
> pequenos gestos no dia-a-dia, os pais pretendem
> transmitir, junto com a educação, todas as
> grandes lições que aprenderam na vida.

O filho, por sua vez, pode corresponder ou não às expectativas dos pais. Aliás, elas muitas vezes até se tornam o objetivo da criança, num gesto de reciprocidade do amor.

Passam a ser reciprocidade quando esses desejos dos pais são expressos de um jeito gostoso, afetivo, muito mais do que por meio de orientações verbais ou de um discurso pronto, do tipo *"Se não arrumar o quarto vai ser um bagunceiro"*, *"Se não estudar vai se transformar num vagabundo"*, *"Se é bom em aritmética, será engenheiro"*. Aliás, quando os pais educam para não ser desse ou daquele jeito, dão a dica do modelo rejeitado por eles. E, assim, oferecem uma arma preciosa para que os filhos os agridam e os contrariem nas mais diversas ocasiões.

Quando as expectativas dos pais são expressas de um jeito prazeroso, elas podem se tornar para o filho um objeto gostoso. A criança aprende muito mais com o clima afetivo agradável do que numa atmosfera ameaçadora, em que reina a agressividade. É verdade que os pais às vezes cometem erros, inclusive sem má intenção.

> *O importante é que os pais não façam dos seus sonhos uma camisa-de-força para os filhos, permitindo que experimentem os próprios caminhos.*

E um dia, quando menos esperam, os pais vão perceber que seus filhos atingiram o objetivo pretendido por eles. O fundamental não era a sua felicidade?!

1. Os pais sempre esperam algo dos filhos

teresa era a única menina da família de quatro filhos homens em que reinava a visão de que mulher deveria nascer morta. Teve uma irmã antes dela, que morreu no primeiro aniversário de vida. Ela cresceu ouvindo a mãe dizer que os homens não prestam e que sua missão na vida era protegê-la contra o sexo masculino. O pai, um machão típico, acreditava que a mulher tem cabelos compridos porque suas idéias são curtas. Se tivesse cabelo curto, não valeria nada. Por isso, Teresa só pôde cortar os cabelos pela primeira vez aos 17 anos. Dez anos antes, quando estava com 7, num raro gesto de carinho, o pai tentou pentear-lhe os cabelos. A mãe desaprovou a iniciativa. E, assim que o penteado ficou pronto, comentou: "Seu pai estragou seu cabelo", como se dissesse: "Seu pai a violentou, tirou o que você tinha de mais precioso. Agora, você não vale mais nada".

Até os 10 anos de idade, Teresa dormiu no quarto dos pais e cansou de ouvir a mãe reclamando de maus-tratos, dizendo que só não se separava do marido porque tinha que cuidar da filha. Portanto, era dela a culpa pela infelicidade da mãe, que dizia mais: só iria se livrar do marido quando Teresa se casasse. "Afinal, homem nenhum presta, a começar pelo pai e terminar nos netos." Assim, os pobres filhos que Teresa nem chegara a conceber já estavam sendo desprezados pela avó.

Rejeitada por ser mulher e ao mesmo tempo superprotegida, Teresa só podia sair na rua na companhia dos irmãos mais velhos, que se encarregavam de fazer a assepsia dos homens. Ai dela se olhasse para dentro dos bares e barbeiros, onde se encontravam os perigosos espécimes masculinos. A frase "homem não presta" foi de tal maneira repetida e incutida na cabeça de Teresa que ela acabou ficando com uma idéia distorcida do sexo oposto. Para escapar da prisão onde cresceu, refugiava-se nos livros, que lhe apresentavam outro tipo de vida, diferente da que ela vivia. Teresa ansiava esse futuro para as filhas, já que achava que ela mesma estava condenada. Sentia-se frágil e impotente pelo fato de ser tão desvalida na família.

Um dia, começou a namorar um rapaz que os irmãos viviam ridicularizando. Diziam que ele não valia nada, o que era extensivo, portanto, às escolhas afetivas da jovem. Anos depois, ficou provado que este homem, o único que se interessou por ela, era um fraco. Apesar das críticas, casou-se com esse sujeito que escolheu e arrumou a casa de forma que a mãe pudesse vir morar com ela (afinal, a mãe não vivia dizendo que ia se separar depois que ela se casasse?). Para surpresa de Teresa, a mãe recusou, com a seguinte desculpa: "O que vão dizer meus netos de terem uma avó separada?" Na verdade, ela jamais iria se separar daquele marido que a maltratava.

Teresa levou para casa o berço onde dormira e foi lá que acomodou seus filhos. Por uma dessas fatalidades da vida, teve três meninas: a primeira foi aceita pela sua família, a segunda recebeu o nome da mãe e a terceira foi tremendamente rejeitada. Era só a avó pegá-la no colo que ela já começava a chorar. Ah! Se esse berço pudesse falar, quanta história ele teria para contar sobre o que ouviu, presenciou...

Mas a maternidade apenas não bastava. Teresa quis estudar para ser livre e sentir-se valorizada como mulher. Hoje, aos 75 anos, é escritora e tem vários livros publicados. Criou as filhas para serem independentes, auto-suficientes, capazes de lutar e trabalhar para se manterem. Elas ditariam os próprios passos, sem ter de prestar contas a ninguém – o que Teresa nunca pôde fazer. Deu-lhes tamanha liberdade que hoje está só. Sem o carinho das filhas, dos genros e dos netos.

Teresa se culpa pela indiferença das filhas ao seu sofrimento. Onde foi que ela errou?

Na sua psicoterapia, descobriu que sempre só deu, sem nada pedir ou exigir em troca, como se de nada precisasse, mas intimamente esperando que as filhas aprendessem a devolver espontaneamente essa doação, sem que ela tivesse que pedir. Vivia espartanamente, para que suas filhas não sentis-

sem falta de nada. Elas se acostumaram com a idéia de que a mãe de nada precisava. Hoje, esta supermãe já está idosa e precisa de ajuda. Teresa tem esperança de que um dia suas filhas percebam quanto precisa delas.

Boa parte do script já está pronta

O que esta história tem de interessante? Ela é toda baseada em expectativas. Antes mesmo de um bebê nascer, já existem alguns comportamentos e atitudes que serão esperados dele. Cada um de nós entra numa história sem saber de nada, só que essa história já está correndo, como os capítulos de uma novela. Sem querer, somos seus protagonistas até começarmos a imprimir nossa história para as gerações sucessivas. Em outras palavras, nenhuma pessoa está livre da história que a precede e sucede. Mas passa a ser uma figura forte perante os próprios filhos.

No caso de Teresa, o maior peso que ela carrega foi ter nascido mulher numa estrutura familiar em que só os homens tinham valor. O mais irônico é que a responsabilidade pelo sexo de um bebê é do pai, não da mãe. Afinal, são os homens que carregam nos seus espermatozóides os cromossomos diferenciados. Logo, o responsável por ela ter nascido mulher era o pai, que sempre a rejeitou.

Os pais de Teresa não tinham apenas expectativa de só ter filhos homens. Era quase uma exigência. Pobre de quem não a cumprisse. Se analisarmos a história de cada um deles, sem dúvida encontraremos justificativas para essas atitudes, provavelmente cargas de outras gerações que pesaram sobre eles.

Teresa sofreu as conseqüências da superexposição às expectativas familiares. Sofrendo essas pressões, criou as próprias expectativas (exigências) e esperou que suas filhas as cumprissem: todas tinham que ser independentes, auto-suficientes, letradas. Será que uma delas não gostaria apenas de ter sido dona de casa? Sufocada por ter de realizar as expectativas (exigências) dos pais, Teresa quis livrar suas filhas delas, mas acabou depositando nas meninas a correção da própria vida. Suas filhas, por sua vez, devem ter transmitido aos netos outra visão.

A expectativa pode tolher tanto pela semelhança quanto pela oposição. Pela semelhança, Teresa se sujeitou a um casamento falido, mesmo porque, por mais que quisesse se separar, as pressões familiares não permitiriam. Pela oposição, não conseguindo se tornar independente, depositou seus anseios de libertação nas filhas.

O marido de Teresa contribuiu muito para essa história, entrando no jogo dela. Ao contrário da mãe, que vivia criticando o pai, ela optou por poupar ao extremo a figura do marido. Era uma mulher forte, lutadora, que contribuía muito com idéias e soluções para os problemas do marido. Mas, apesar de reconhecer que ele era um fraco, insistia em preservar sua imagem. Ele, por sua vez, sabendo-se fraco, mostrava-se poderoso perante as filhas. Certa vez, Teresa flagrou o marido com outra. Escondeu tudo das filhas. Não só esse romance. Ela acobertou todos os casos amorosos socialmente conhecidos do marido, a fim de poupar as filhas. Repetiu, portanto, um gesto de sua mãe, quase sem querer: para proteger os filhos, viveu uma grande mentira. Quando o marido de Teresa morreu, as filhas endeusavam o pai e endemoniavam a mãe.

Um gesto de amor

Mas histórias fundamentadas em expectativas não têm obrigatoriamente um final infeliz. Vejamos o exemplo de Sigmund Freud, o médico austríaco que se tornou o célebre pai da psicanálise. Ele nasceu numa casa pobre, na qual convivia com vários irmãos. A família se cotizou para que o garoto vencesse na vida. Enquanto os outros trabalhavam, Freud tinha reservado o melhor lugar da casa para estudar, pois essa era a sua obrigação. Ilustrações mostram o jovem estudando num lugar iluminado enquanto o resto da família está na penumbra. Freud havia sido eleito o responsável por alavancar o sucesso da família. Ele correspondeu tanto às expectativas que acabou alavancando a medicina.

> *Ao contrário do que pode parecer,*
> *as expectativas que os pais têm*
> *em relação ao filho são um gesto de amor*
> *e proteção familiar.*

Todo pai que é pai de verdade e toda mãe que é mãe mesmo não conseguem ficar indiferentes ao nascimento de um filho. É um desejo atávico do ser humano desejar coisas boas para um descendente: querer que ele nasça perfeito, bonito, saudável. E, de preferência, com o passar dos anos, torne-se bem-sucedido, se possível rico e, melhor ainda, um profissional reconhecido. O sonho dos pais é que seus filhos sejam pessoas felizes e realizadas. Para que alcancem esse objetivo, oferecem a eles o que conseguiram de melhor em suas vidas e procuram evitar toda dor e todo sofrimento. No entanto, como pais, a gente transmite aos nossos filhos não só facilidades, como no exemplo de Freud, mas também sobrecargas, como no caso de Teresa.

Vale a pena acrescentar que as expectativas não são só dos pais. O social também cobra por meio das grandes famílias. Um exemplo clássico: se você namora, todo mundo fica xeretando: "E aí, quando vocês vão ficar noivos?" Para um casal de noivos, a pergunta mais ouvida é: "Quando é que sai esse casamento?" Então você se casa e todo mundo quer logo saber: "Quando é que vêm os filhos?" Mal nasce o primeiro filho, já indagam sobre o segundo.

Nossos pais, muitas vezes, podem esperar de nossos filhos, seus netos, que preencham as expectativas deles. Com o filho, o avô talvez não tenha se sentido tão realizado, porque este deu muito trabalho na infância. Agora, eles afrouxam, deixando o lado pesado da educação para os pais. Querem apenas curtir o neto. Podem vir a ser excelentes avós sem terem sido excelentes pais. A maioria, aliás, foi muito rígida no passado. Por isso se diz que os avós estragam os netos porque são muito permissivos.

Paralelamente, um homem que não resolveu sua independência pessoal e que ainda traz dentro de si, muito fortes, as expectativas dos próprios pais, pode transmiti-las ao filho e esperar que ele corresponda aos anseios dos avós, coisa que ele mesmo não foi capaz de fazer. Dizem, aliás, que *só sendo pai para entender o próprio pai*.

O nascimento de uma criança e a responsabilidade que esse evento acarreta sobre os novos pais possibilitam uma aproximação dos pais e avós na figura do neto. Num primeiro momento, isso acontece sobretudo com a mãe, que corre para a própria mãe, buscando ajuda sobretudo nos cuidados com o bebê. Quanto ao pai, essa aproximação da geração anterior ocorre em geral na adolescência, quando ele começa a perceber que o filho não corresponde às suas expectativas e pode chegar à velha conclusão: "Meu pai tinha razão".

As várias faces da moeda

Pelo simples fato de ter capacidade para raciocinar, independentemente de ser ou não um sonhador, o homem fica idealizando o que gostaria que acontecesse. Imagina que, se seguir determinado caminho, chegará a um certo ponto. Se sonhar, acrescenta a essa idealização desejos, sentimentos e emoções, mas sempre querendo o melhor. As hipóteses negativas não são descartadas. Aliás, elas são imaginadas pelo sujeito, numa tentativa de antecipar as soluções para que, no final, aconteçam só coisas boas. A idéia corrente é: "Se eu pensar o que é ruim e resolver de antemão, vai sobrar apenas o bom".

O homem só deixa de alimentar expectativas quando morre internamente. Daí fica indiferente. Para ele, tanto faz. O que vier é lucro. Ele não espera mais nada. Tira a responsabilidade de si mesmo. Seja como Deus quiser! Uma das últimas ações de que o ser humano abdica é querer fazer algo pelos filhos. Só em casos terminais, de doentes extremamente depressivos, os pais se colocam em posição de impotência. Se acender uma luz, por menor que seja, no fim do túnel, os pais vão lutar novamente. Isso acontece porque, por meio dos filhos, os pais se perpetuam psicologicamente. Se, por um lado, isso é altamente satisfatório, por outro pode gerar problemas homéricos.

Há situações em que os pais fazem mal ao filho hoje para o seu bem no futuro. Estou me referindo aos chamados *castigos educativos*. Claro que não podemos afastar a idéia de que existem pais que agridem seus filhos, como outros seres humanos, mas esses são casos anormais, de inadequação. Refiro-me aos castigos corriqueiros. Na hora, os pais tanto podem estar descarregando sua raiva como pretendendo corrigir o filho para que no futuro não sofra em conseqüência daquele ato.

Às vezes, porém, os pais desejam o mal mesmo para seus descendentes. É claro que, na maioria das vezes, os pais nem percebem que assim o fazem. Trata-se, na verdade, de casos de abortos não praticados que durante toda a vida perpetuam uma imagem de eliminação (o aborto) do filho, por meio de frases que bombardeiam o sensível florescer da personalidade infantil: "Você só me dá dor de cabeça", "Se você não existisse, eu seria muito mais feliz". A criança que cresce ouvindo esses insultos que a responsabilizam pelo sofrimento da mãe ou do pai não raramente alimenta a idéia de auto-eliminação. Nas tentativas de suicídio dos jovens, nota-se uma figura interna muito destruidora: para realizar o desejo do pai de destruí-lo, o filho acaba por se destruir.

Situações desse tipo podem ocorrer principalmente no caso de filhos indesejados, resultantes de gravidez inesperada e que ocorre dentro de um contexto em que não há espaço para acontecer, passando a ser vista como um problema, algo que atrapalha a vida dos pais.

Uma gravidez inesperada não resulta necessariamente num filho indesejado. A partir do momento em que acontece, os pais podem começar a ter este filho como desejado e incluí-lo em seus sonhos de vida. De qualquer maneira, mesmo na gravidez mais planejada e desejada, há sempre um sentimento de ambivalência em relação à chegada do bebê. Ter um filho é uma decisão para toda a vida e envolve perdas e ganhos. Na gravidez planejada, os pais, em geral, já ponderaram as perdas e concluíram que os ganhos são maiores e mais importantes; na gravidez indesejada as perdas podem ficar mais evidentes e difíceis de serem aceitas.

Sendo assim, o sentimento de ambivalência pode ficar mais forte, no caso de gravidez inesperada, e muitas vezes, mesmo que alegres aparentemente, os pais podem estar com uma raiva tremenda por terem sido surpreendidos por aquele incidente biológico. Esse fato biológico interfere bastante sobre o psicológico e se impõe sobre a vida do casal, a ponto de gerar sentimentos dúbios em relação ao feto: vamos abortar ou vamos gerar? Eles têm em mãos todo o poder de vida e de morte sobre a criança. Se por alguma dificuldade (postura religiosa, pressão familiar ou circunstâncias histórias ou culturais) optam por um dos caminhos, quando intimamente desejam o outro, quem paga o preço do conflito é o filho. O futuro bebê que vai ser recebido num *colo cheio de espinhos*.

A situação oposta também pode ser prejudicial para o filho. Há casos em que há tantas expectativas e tantos sonhos atrelados à criança, que os pais não a vêem como realmente é. Relacionam-se com o filho sonhado e não com o filho real. Nós, pais, devemos estar atentos a isso; afinal de contas, o sonho, a idealização e as expectativas fazem parte do processo de gerar um filho.

Reprodução assistida

O cuidado em relação às expectativas, que mais prejudicam do que estimulam o desenvolvimento, deve ser ainda maior no caso de filhos provenientes de reprodução assistida. Em 1978, a medicina deu um grande passo quando permitiu que nascesse o primeiro bebê de proveta. Nessa época, a chance de engravidar com fertilização *in vitro* era de 5%. Hoje em dia é de 55% (em mulheres até 35 anos) e o custo, mesmo sendo ainda alto, é metade do que era no princípio. Graças a esta grande evolução da medicina, muitos casais que não podiam ser pais biológicos hoje conseguem realizar esse sonho.

Nesses casos, há uma situação peculiar. Em geral, o casal recorre a ela depois de muitas tentativas frustradas de engravidar ou depois de abortos espontâneos repetidos. Quando procuram a reprodução assistida, em geral estão desgastados, frustrados, ansiosos, preocupados e temerosos de que o sonho de gerar um filho nunca se realize.

Mesmo com todo um acompanhamento adequado, nem sempre a gravidez acontece na primeira tentativa. E a cada tentativa esses sentimentos se intensificam. Quando finalmente a gravidez acontece é como se o casal tivesse ganhado uma dura batalha, que gerou muito sofrimento.

Sem saber se conseguirão ter mais um filho, se apegam àquele com unhas e dentes.

> *Nos casos de reprodução assistida, a gravidez é vivida com uma enorme felicidade e, ao mesmo tempo, com uma grande dose de ansiedade, por medo de que algo de ruim aconteça e se perca o que foi tão difícil de ser conquistado.*

Para colocar de uma maneira simples, o nascimento do bebê, nestes casos, pode vir acompanhado de duas posturas dos pais: "Este filho é a possibilidade de realizar meu sonho, é meu único filho. Darei a ele tudo o que eu puder, permitirei que ele faça tudo o que eu não pude fazer. Esse filho será tudo o que eu sempre sonhei". Ou: "Esse filho é o que mais quero no mundo. Vou amá-lo do jeito que ele vier ao mundo".

A grande diferença dessas duas posturas é a dose de expectativa depositada no bebê. No primeiro caso, o grande risco é que os pais não vejam a criança como ela realmente é. Ela é a sua única chance de realização. A possibilidade de realizar seus sonhos nasce junto com ela.

No segundo caso, os pais estão preocupados com que o bebê nasça bem e, enxergando o filho como ele é, acabam tendo expectativas reais, dando espaço para o filho ter os próprios sonhos.

Essa é uma forma simplista de colocar a questão. É claro que muitos pais estão entre um extremo e o outro, e misturam seus sonhos com os do filho. São pais que sofrem ao ver as próprias expectativas frustradas, mas aos poucos conseguem enxergar as reais capacidades do filho e principalmente respeitar suas escolhas.

A face positiva das expectativas aparece quando elas provêm de pais realizados, que querem que seus filhos também se realizem. Em geral, pais saudáveis teoricamente estão mais livres para soltar os filhos. Já executaram seus projetos e não se incomodam muito quando os filhos buscam os próprios caminhos, o que costuma ocorrer na adolescência.

> *Os problemas acontecem quando pais não realizados transferem ao descendente a responsabilidade de realizar seus sonhos.*

Cada vez que o filho se afasta do caminho traçado por eles, entram num estado de ansiedade.

Cabe a nós, pais, saber distinguir aquilo que é melhor de fato para o filho e o que é melhor para nós, pais. *Identificando as nossas exigências, fica mais fácil libertar o filho para o sucesso.* Afinal, alguém que esteja o tempo todo preocupado em corresponder às expectativas alheias estará dividido e talvez nunca chegue a produzir livremente e a mostrar ao mundo o que pode fazer de melhor.

Um exemplo típico

Vamos supor que o sonho do pai é ter um filho que seja um famoso jogador de futebol. Desde a infância, ele começa a direcionar a criança nesse sentido, oferecendo presentes específicos, como uniforme (do time do pai, é claro), chuteiras e bolas e matriculando-o numa escolinha de futebol, para fazê-la respirar "o ar do esporte, do futebol". O filho vai receber tudo isso de muito bom grado, se o pai souber transmitir seus desejos de maneira lúdica, não impositiva. Quando a criança faz as primeiras brincadeiras nessa área, o pai se entusiasma e a incentiva a continuar nessa linha de escolha. O processo inclui *ação, reação, estímulo, reforço e gratificação*. O filho encaminha sua vida de modo a chegar à carreira de jogador de futebol.

> Nos primeiros anos de vida, os filhos vão agir em consonância com os pais e tentar corresponder às suas expectativas.

Caso a mãe concorde com a expectativa paterna, a vontade do filho de se tornar um jogador famoso é reforçada cada vez mais até a idade em que ele começa a ter desejos próprios. Na hipótese inversa, se a mãe discordar porque alimenta outros desejos – ou gostaria, por exemplo, que o filho fosse médico –, existe o risco de os pais se sabotarem mutuamente: na hora em que a criança brinca de médico, quem reprova é o pai. Essa briga pode ser sutil (não falada) ou ostensiva. Não raramente, na defesa dos filhos, os pais podem partir para a agressão mútua. A mulher critica o marido: "Você quer que seu filho seja jogador de futebol famoso porque você é um jogador frustrado". Ou então é o marido quem acusa a esposa: "Você queria se casar com um médico. Como não deu certo, agora você quer que seu filho seja médico".

Quando a criança passa a freqüentar a sociedade, por meio da escola, pode ser que ela busque outras alternativas de brincadeiras, além de médico ou jogador de futebol. Se os pais aceitarem bem essas pesquisas e oferecerem possibilidades de escolha, o filho não vai se sentir obrigado a seguir aquele caminho único que era esperado, mas tem chance de traçar uma rota diferente. Se os pais suportaram bem essa mudança de rumo, o fato de quererem que o filho seja médico ou jogador de futebol não vai prejudicar sua vida. O prejuízo começa quando os pais cortam as iniciativas do filho e bloqueiam suas alternativas, como se ser médico ou jogador de futebol fossem as únicas escolhas possíveis.

Na adolescência, os filhos iniciam um processo de afastamento da família, que pode ser comparado a um segundo parto: nascem da família para a sociedade.

A diferença entre o primeiro parto (nascimento) e o segundo é que, dessa vez, é o filho quem expulsa os pais.[*] E, nesse processo, expulsa todas as expectativas paternas. Se o adolescente for saudável, ele vai questioná-las para buscar um caminho próprio. Quanto mais arraigadas esti-

---

[*] Para saber mais, leia *Adolescentes: Quem Ama, Educa!*, Içami Tiba, Integrare Editora, 2005.

verem essas expectativas, mais forças ele vai necessitar para concretizar a expulsão.

Não tendo suficiente auto-estima e confiança em si mesmo, o adolescente pode continuar usando o mesmo uniforme de futebol que o pai colocou nele na infância. O natural seria tirá-lo nessa hora para descobrir, de fato, como é sua pele e, então, experimentar vários trajes diferentes. Pode ser que, depois de tentar diversas roupas, ele acabe descobrindo que se sente melhor na de médico ou na de jogador de futebol. Não importa. O problema é não poder despir o uniforme que lhe impuseram para escolher o próprio uniforme. Ficar submetido à escolha paterna cria uma pressão que tende a aumentar com o passar dos anos e pode vir à tona numa idade mais avançada, quando ninguém mais espera. São os casos célebres de pessoas que abandonaram sua profissão depois de infelizes anos de formados para fazer algo completamente diferente.

2 *Desejos iniciais*

**O mais importante
é que nasça perfeito**

durante a gravidez, a grande maioria dos casais só confessa uma expectativa: que o bebê nasça perfeito e com saúde. Alguns poucos já admitem sua preferência por um menino ou uma menina. Pois bem, vamos pensar naquelas crianças que chegam ao mundo trazendo algum tipo de alteração física. Podemos até mesmo pegar algo ainda mais simples, que não chega a ser uma alteração física: a feiúra. Os pais não querem ter filhos feios.

Mesmo que ambos estejam bem longe do padrão de beleza vigente, sejam feios, gordos e baixinhos, eles sonham com filhos altos, esbeltos e bonitos.

Contudo, nada frustra mais a expectativa dos pais do que ter filhos com problemas genéticos de maior ou menor porte ou decorrentes de acidentes no parto. Um simples estrabismo, por exemplo, é difícil de ser aceito. Imagine, então, uma deficiência mental como a ocasionada pela síndrome de Down. Ela mata as expectativas paternas de cara: os pais custam a aceitar aquela criança.

Primeiro estes pais vivem o momento da grande frustração, que para muitos se assemelha ao processo do luto. E, na verdade, para muitos é mesmo um luto, porque morre ali um sonho. O sonho do bebê perfeito. Mergulhar na tristeza é o que realmente os ajudaria a encontrar forças para lidar com o desafio de educar uma criança diferente.

Junto com o sonho do bebê perfeito, desmorona também um outro: o sonho de que o filho possa um dia ser feliz. Devido à frustração, às preocupações e ao amor pelo filho, os pais antecipam que a condição em que nasceu o impedirá de ser feliz. Os pais vislumbram o arquétipo do deficiente mental, a imagem consagrada na sociedade das pessoas portadoras desse tipo de deficiência, marcada por uma conotação de irrealização pessoal e dependência eterna, o que assassina as expectativas paternas. Porém, muito pior do que esse assassinato é o fato de os pais depositarem no filho deficiente esta conotação social e lidarem não com o filho que têm de verdade, mas com o que supõem ter, com a conotação social que ele carrega.

A partir daí, as reações podem ser as mais variadas: rejeitar ou superproteger a criança, negar a existência do problema, ou esperar demais do filho, exigindo que sempre dê respostas que é incapaz de dar. Quando escolhem esta última, os pais vão se frustrando um pouco por vez, para não ter que lidar com o sofrimento de enfrentar o problema de uma vez por todas. Pais que têm fé em algumas religiões encaram com mais tranqüilidade e abnegação do que outros a vinda de crianças nessa condição.

Quando o problema do filho é detectado na gestação por meio de exames de imagem ou até mesmo amniocentese[*], parte do processo ocorre ainda durante a gravidez. Os pais têm o tempo de 9 meses para pensar sobre a questão, informar-se sobre o problema do filho, começar a elaborar a frustração. Isso aumenta a chance de o filho ser bem aceito como é e ajuda os pais a lidarem com essa situação difícil e dolorosa.

Bebês difíceis

Existem, no entanto, outros fatos bem mais corriqueiros que derrubam as expectativas paternas. É o caso, por exemplo, dos bebês que apresentam temperamento "difícil": choram muito, não dormem à noite, não mamam direito. Em outras palavras, desde criancinhas, exigem muita atenção. Além de frustrar a expectativa dos pais de

---

[*] Amniocentese: procedimento clínico utilizado no diagnóstico de anormalidades genéticas no embrião ou no feto, mediante o exame de células de amostra do líquido amniótico, retiradas por punção no abdome materno.

ter filhos cujo comportamento seja "normal" e, portanto, obrigá-los a lidar com a frustração, esses bebês criam um mal-estar nos pais, cada vez que revelam um comportamento "anormal" no dia-a-dia.

Não é fácil nem agradável conviver com uma criança que chora o dia inteiro. O choro irrita os pais (e as demais pessoas que convivem com a criança). Uma vez que não conseguem tranqüilizar o bebê, é como se sua imagem perante o social começasse a falir: "O que as visitas vão pensar?" Isso pode gerar uma rejeição à criança chorona, o que é culturalmente inaceitável. A culpa pode levar a outro extremo, às atitudes de supercompensação, que também são altamente deseducativas.

O mesmo pode acontecer com o filho que demora demais para adormecer e/ou acorda várias vezes durante a noite. Um exemplo é o da criança que acorda no meio da noite, bem na hora em que os pais estão tendo uma relação sexual. A mulher, *atingida no papel de mãe*, geralmente pára tudo, esteja em que etapa estiver, e empurra o marido, dizendo: "Espera, bem. O bebê está chorando". Pula da cama e corre para pegar o bebê no colo. O homem, *atingido no papel de macho*, fica furioso. Por mais que os homens venham desenvolvendo e desempenhando cada vez melhor o papel de pais, de modo geral, nessas horas, a masculinidade fala mais alto do que a paternidade.

De fato, crianças com esses "problemas" incomodam bastante, mas esses sintomas podem ser um sinal de problemas mais profundos. Por isso, o mais indicado seria o casal procurar se orientar em vez de tentar resolver tudo sozinho. Parentes, um amigo de confiança, padre, assistente social, psicólogo ou terapeuta poderiam ajudá-lo a enfrentar essas situações incomuns. Aliás, alguém de fora pode perceber melhor onde estão as falhas, porque as pessoas envolvidas com o problema nem sempre conseguem ter uma visão global da situação.

Errar é humano.
Persistir no erro é... estar envolvido.

Só as pessoas envolvidas continuam errando, porque têm sempre as mesmas percepções, esperam que o outro reaja como gostariam e vivem na expectativa de que na próxima vez será melhor.

Nenhum futuro pai ou mãe, olhando a barriga da gestante, espera que ali esteja um bebê que venha a dar muito trabalho ou tenha algum tipo de problema. Especialmente aqueles pares que só se casaram para o "tudo bem" são pegos de surpresa, quando seus filhos apresentam esse tipo de comportamento. As desavenças conjugais podem aparecer, muitas vezes, em virtude das dificuldades surgidas nos papéis de pai e mãe. O marido, por exemplo, pode ficar enciumado vendo a esposa cobrir a criança de cuidados. E, a partir daí, agredir o filho, achando que ele é o culpado pelo fato de sua mulher não lhe dar mais atenção e estar sendo muito mais mãe que esposa. A mulher também pode ficar enciumada ao observar o marido no papel de pai.

De modo geral, a mãe está mais envolvida com os filhos do que o pai, que fica menos tempo dentro de casa. A convivência faz com que a mãe, e não o pai, se volte mais para o problema das crianças. Resultado: a visão da mãe torna-se mais conivente; a do pai, mais crítica. Quando os filhos se desenvolvem bem, e existem essas diferenças entre os pais, ou elas não aparecem ou é possível conviver com elas sem maiores dramas. Na ocorrência de problemas, elas ficam evidentes e irritantes.

> Os casais que só se uniram para o "tudo bem" vão se frustrar muito com qualquer problema que atinja o filho. Quanto aos demais, que se comprometeram a enfrentar a dois o bom e o ruim, vão somar forças para superar juntos o problema, como família unida.

Menino ou menina?

O problema maior ocorre quando os filhos, mesmo normais e saudáveis, nascem com o sexo diferente do esperado ou justamente aquele rejeitado pelos pais. Aliás, desde o momento em que nascemos, em função do sexo que apresentamos, já recebemos um tratamento específico que funciona como adequação social ao gênero masculino e feminino, mas ao mesmo tempo pode ser uma camisa-de-força, uma prisão ao machismo e ao feminismo.

Isso me faz lembrar a história de um casal sem filhos que queria muito ter uma menina e acabou por "adotar" um sobrinho, filho de parentes próximos. Na verdade, o mais exato seria dizer "tomou emprestado para educar". Com o tempo, a tia apossou-se do garoto e começou a tentar realizar, por meio dele, o sonho de ter uma filha. Só lhe dava bonecas de presente e não permitia, de jeito nenhum, que cortasse o cabelo. Era a tia que mandava naquela casa; o tio não se manifestava: era totalmente omisso. Esses fatos trouxeram sérias complicações para o estabelecimento da identidade sexual da criança. Ele era um garoto normal, mas não podia se desenvolver como homem para não desagradar à tia. Com isso, foi castrando suas características masculinas. Assim, forçou-se a barra do que era normal em vista do que os pais/tios sonhavam.

Aparentemente, esse é um caso extremo. Mas é bom saber que nós fazemos isso no nosso cotidiano, sem perceber, embora em menor escala.

> *O filho quer algo e não lhe damos,*
> *porque achamos que o melhor para ele*
> *é o que nós queremos lhe dar.*

Identidade sexual, ah! Famigerada identidade sexual! Os pais esperam que os bebês do sexo masculino, desde a mais tenra idade, funcionem como homens e os bebês do sexo feminino, como mulheres. Tudo o que foge disso é uma grande ameaça à "esperada" felicidade dos pais. Não há pais, em sã consciência, que esperam que seus filhos sejam homossexuais. Quando os meninos começam a demonstrar interesse em brincadeiras tidas como de meninas, isso pode suscitar nos pais, sobretudo no pai, uma angústia violenta: "Será que meu filho vai ser homossexual?"

A partir de então, o garoto passa a ser observado única e exclusivamente sob essa ótica, a da identidade sexual. Parece que o pai deixa de enxergar que ele é um bom filho, um bom irmão, um bom aluno. Pensa apenas: "Está desmunhecando de novo! Vou dar uma 'porrada' nele. Assim ele 'aprende' a ser homem!" É bastante comum o pai, atingido no seu machismo, passar desse pensamento para a ação, batendo no filho. Angustiado, o pai muitas vezes não sabe o que fazer. A mãe se vê dividida entre duas necessidades: ter de conter o pai e dar um jeito no filho.

Muitas vezes, a dúvida quanto à identidade sexual do garoto coloca o marido contra a mulher. Ele culpa a esposa por cercar o filho de mimos e vai se tornando cada vez mais agressivo; ela acha que o marido, quando fica bravo, em vez de ajudar, só atrapalha. Numa rede de ação e reação, a convivência familiar fica conflituosa e complicada, acompanhada de muito sofrimento.

Entretanto, a maior preocupação surge de fato quando a sociedade começa a discriminar o menino. Na escola, passa a ser chamado de maricas, bicha, e a sofrer todo tipo de agressão. O garoto passa mal duas vezes: na escola, onde apanhou, e em casa, onde torna a apanhar do pai, porque não reagiu. Não é exagero! Situações como essa são bastante comuns. Parece ser um problema exclusivo dos pais machos, tamanha a reação deles a respeito desse fato. O sentimento das mães quase não aparece. É interessante notar que a reação dos pais pode não ser tão grande ou evidente quando as filhas revelam tendências homossexuais.

O que o pai espera de um filho? Que ele seja homem na acepção da palavra macho. O adulto se sente questionado na sua sexualidade e educação diante de um filho que faz uma escolha sexual que foge aos padrões. Alguns, numa atitude exagerada, já chegam a antecipar o primeiro contato sexual do filho com uma mulher, num atropelamento angustiado de querer um filho heterossexual.

Irmãos têm que se dar bem

Quando têm apenas um filho, os pais podem nutrir a falsa impressão de que exercem maior controle no processo educativo. Na realidade, isso não passa de aparência. Fica apenas um esforço concentrado numa única criança, que talvez nem precisasse de tanto. É muita carga educativa em cima de um só caminhãozinho de brinquedo. Tratando-se de famílias mais numerosas, os pais não costumam levar em conta que os filhos se educam mutuamente. Eles estão constantemente na presença das crianças. E, de modo geral, a tendência é que, à medida que o menor for crescendo, mais e mais os pais se afastem e o deixem a sós, na companhia do irmão maior.

> *A expectativa dos pais é de que os irmãos se dêem bem; afinal, nasceram do mesmo útero.*

Isso pode acontecer, de fato, se o respeito e o afeto forem estimulados desde o início. Deixando tudo por conta do acaso, há a possibilidade de os irmãos se tornarem grandes rivais. Se o filho mais velho tiver participação ativa na família, for ouvido e não apenas obrigado a aceitar as imposições dos pais, é bem provável que desde pequeno aprenda a respeitar o irmão. De modo geral, não é isso o que acontece, mas a imposição do mais velho sobre o menor, em forma de tapas e todo tipo de agressões, que nada mais são do que a conseqüência direta do fato de terem imposto o filho menor ao maior.

De uma hora para outra, a criança é forçada a dividir tudo com aquele *pentelhinho* recém-chegado: o berço, o quarto e, sobretudo, as atenções da mãe e do pai. Quando nasce o segundo filho, o primeiro deveria ganhar presentes, para que a chegada do irmão ficasse marcada como um acontecimento prazeroso. Os pais deveriam orientar as visitas para que, apesar de o objetivo ser o recém-nascido, agradassem também o mais velho, outra criança que tudo vê e tudo sente, principalmente que sua existência está sendo ignorada. Do contrário, vendo que só o menor ganha presente e, ainda por cima, ela recebe uns cascudos quando solicita atenção dos pais, a criança pode concluir que ganhou um "inimigo" dentro de casa. E, pior: tem que tomar conta do "rival". Na primeira oportunidade, ela vai à forra: enfia o dedo no olho do irmãozinho, tenta jogá-lo para fora do berço.

Obviamente, os pais não permitem que o primeiro filho descarregue essa raiva – pelo menos não dessa forma violenta. Ou tratam de reprimi-lo, insistindo no discurso de que o irmão mais velho tem que amar o menor. Resultado: na frente dos pais, ele acaricia o pequeno. Mas por trás não resiste à tentação de esbofeteá-lo. Assim, o sonho que muitos alimentam, de que seus filhos mais velhos acolham o menor com o mesmo carinho que eles, é um elemento educativo que escapa ao controle dos pais. Então, o menor é obrigado a reagir para sobreviver. Os irmãos, que se esperava fossem unidos como unha e carne, passam realmente a ser unha e carne, com uma importante diferença: *unha de um na carne do outro!*

Com isso, cai por terra outra expectativa paterna: criar os filhos igualzinho, sem fazer nenhuma diferença. O interessante é que esse sonho é tão forte dentro deles que ambos não percebem as injustiças que muitas vezes cometem, sobretudo em momentos de tensão. Naturalmente, as duas crianças não têm gênios idênticos. Pode ser que uma mereça um prêmio e a outra não. Mas os pais ficam felizes por premiar quem merece e morrem de culpa por não dar nada a quem não merece. Algo na sua cabeça os acusa de estar sendo injustos; afinal, devem tratar de modo igual todos os filhos.

*Na tentativa de fazer tudo igual para os
filhos, os pais podem cometer grandes erros:
Se um ganha um prêmio, outro
também tem que ganhar.
Se um mereceu porque competiu,
o outro, que também compita para ganhar.
O prêmio é para quem o merece,
e não para quem nem competiu.*

Gostaria de deixar bem claro que não estou me referindo à chantagem: "Se você fizer isso, te dou aquilo". Isso leva a um processo em que não se sabe mais quem está chantageando quem: se é o pai que está chantageando o filho com um videogame para que ele tire notas altas ou o filho que está chantageando o pai com notas altas para ganhar um videogame.

Os pais que adotam a chantagem com um filho acabam "entrando bem" com os demais, pelo seguinte: prometeram para o mais velho que se fizesse algo dariam um prêmio. Pode ser que, para o segundo, não custe nada fazer aquilo que exigiram do primeiro. Mas os pais sentem-se obrigados a premiá-lo também. Com isso, acabam sendo pressionados pelas próprias regras, o que eles jamais supunham que iria acontecer na época em que as estabeleceram.

Dar prêmios para os filhos é algo natural.
Mas, se isso desembocar em chantagem,
os pais que se cuidem,
para não ficarem aprisionados pelas
regras que eles mesmos criaram.

Mas que criança educada!

Filhos respondões, agressivos, grosseiros e mal-educados chocam muito a família, que deseja sempre apresentar à sociedade crianças muito bem-educadas. Nós, pais, costumamos transmitir nossos valores aos nossos descendentes desde o momento em que eles nascem e alimentamos o sonho de que entendam e cumpram esses valores ao se desenvolverem. É o nosso *como somos* que queremos transmitir.

A agressividade, sem querer, pode estar na área do *como somos*, não dos cromossomos (características genéticas).

*Por desejar dar aos filhos uma educação
que compense a que tiveram,
quase sempre uma educação liberal em
contraposição à educação repressiva do
passado, os pais podem não estabelecer
limites de maneira adequada.*

Com isso, os filhos vão se tornando verdadeiros posseiros de uma situação que na realidade não lhes pertence. Quando os pais reivindicam algo que é natural, o filho sente-se invadido. Culpa dos pais, que o criaram como um folgado.

São os pais que não agiram de acordo com a lição que deram. Os filhos aprenderam muito bem as lições. São os pais que cederam e não os filhos que conquistaram. Depois eles passam a defender o que julgam ser deles.

*Embaixo de um folgado, existe
sempre um sufocado.*

Pais passivos, que não reprimem, agem de modo contrário: autorizam uma criança imatura a se reger apenas pelo prazer, não pela adequação. Com isso, ela mesma vai acabar se frustrando porque há muitos desejos que não poderão ser saciados. Os pais devem assumir a sua tarefa de impor limites. A educação se faz por meio de sucessivas frustrações, para se aprender a viver, mesmo em condições adversas à vontade. Uma pessoa educada, ainda que deseje avançar sobre a comida porque está faminta, não o faz, em respeito aos outros.

Quando não cumprem a sua tarefa básica de colocar limites, os pais estão criando filhos mal-educados. Complicado é para aqueles que precisam repetidamente pedir que seus filhos os respeitem. Sinal de que algo está errado na relação, pois cabe a esses adultos uma autoridade inerente à própria função de pais. Sem ela, não há como se organizar, e eles carregam sempre dentro de si a idéia de que o papel do pai é proteger os filhos. Também não adianta negar a autoridade dizendo-se amigo dos filhos. Com amigo só se convive. Dificilmente se educa.

Hoje em dia, muitas crianças são diagnosticadas como hiperativas e às vezes até medicadas, quando na verdade o problema é pura falta de educação. Uma criança sem limites realmente pode se assemelhar a uma criança com hiperatividade. Este diagnóstico alivia a culpa dos pais. Não foram eles que erraram na educação, é o filho que tem problemas.

Outro acontecimento freqüente é justificar atitudes desrespeitosas e mal-educadas como manifestação da personalidade da criança. Por exemplo, o pai pede para o filho um favor e ele responde de modo grosseiro: "Eu não, faça você mesmo!"; alguns pais vêem isso da seguinte forma: "Ninguém vai fazer meu filho de bobo. Ele tem personalidade!"

Muitas atitudes mal-educadas dos filhos são justificadas pelos pais erroneamente. O filho não cumprimenta ninguém, "ele é muito tímido". O filho não come nada do que se oferece nas refeições, "ele é muito seletivo". O filho responde grosseiramente e bate a porta na cara do pai, "ele é muito genioso".

Muitas vezes é mais fácil dar essas justificativas do que assumir que o filho está sendo mal-educado e que é necessário tomar providências para resgatar a autoridade e trabalhar essas atitudes.

Ensinando limites

Todo ser humano gosta de ser agradado. A criança entende esse agrado no tom de voz, no olhar e no toque muito mais do que nos conteúdos lógicos e racionais dos discursos dos pais. A melhor base para o sucesso da criança é receber essa carga afetiva por meio de abraços, carinhos, o aconchegante colinho. Isso é vital para a auto-estima da criança, algo importante não só para ela, mas para qualquer ser humano de qualquer idade. Isso não significa que os pais não devam conversar com o seu filho pequeno, pelo contrário, mesmo que ainda não entenda as palavras, ele está recebendo o afeto contido nelas e capitalizando esse afeto na auto-estima.

O que não pode nem deve ser feito são sermões compridos, pois quem se realiza nesses longos discursos são os pais, não a criança. Também não vale o castigo de abandoná-la. Nem, depois de dar bronca, deixá-la fechada no quarto, quando a criança não sabe o que representa esse castigo ou não tem consciência do erro que cometeu. Nesse tipo de castigo, ela não está avaliando o que fez, muito menos reelaborando dentro da sua cabecinha as palavras dos pais. Em vez disso, está vivendo o abandono, a solidão, que é um frio afetivo que exaure a sua auto-estima.

> *Se a criança fez algo que não devia,*
> *segundo os critérios dos pais,*
> *antes de eles ficarem bravos é preciso*
> *entender se ela fez automaticamente,*
> *ou se já sabia do que se tratava.*

Se fez de propósito, é bem provável que entenda também que aquilo não foi bom e não deve ser repetido. Isso deve ser dito num tom mais sério, porém de forma nenhuma agressivo. Havendo agressão, o que a criança registra é só a agressão, muito raramente a causa dela, o motivo pelo qual está sendo agredida. A noção de tempo para a criança não inclui o passado antigo nem o futuro remoto. Engloba o presente e o passado recente, que logo ela esquece. A emoção mais forte ocupa o lugar da lembrança. A criança deixa na sua memória marcas muito mais nítidas da dor do que do aprendizado.

Quando a criança entende que errou, é interessante falar de modo curto e claro, nunca curto e grosso. Porque, ainda que a criança entenda, a grossura pode deseducar muito mais do que a clareza educa. Caso a criança não entenda, a agressão dos pais acaba tendo um resultado ainda mais desastroso. Eles estão provocando uma reação contrária às suas expectativas, porque *quem bate esquece que bateu, enquanto quem apanha registra dentro de si que apanhou.*

Se a proibição dos pais não atinge mais a criança, é importante verificar por que ela aprendeu a desrespeitar as ordens. Quase sempre, os professores dessa desobediência às ordens dos pais são os próprios pais, quando eles mesmos desrespeitam as regras que instituíram para os filhos. As crianças, então, aprendem que as ordens dos pais não serão cumpridas por eles, o que as autoriza a não segui-las também.

A mãe que diz não e, diante da insistência do filho, acaba cedendo, ensina para a criança que *o "não" pode virar "sim"*, desde que ela insista. Essa insistência pode durar 1 segundo ou 3 horas. A criança vai continuar tentando, enquanto acreditar que pode transformar o "não" em "sim". Neste cenário, surge o pai, que, sem estar envolvido com a história, pode concordar com a criança, numa franca contraposição às ordens da mãe. A tradução disso para a criança é: se mamãe não deixa, papai permite. E vice-versa.

Quando querem algo que lhes é negado, *os filhos sabem exatamente como quebrar a proibição.* Às vezes, eles têm que ouvir vários "nãos" antes do "sim", outras têm que pedir na frente das visitas ou contando com a intercessão delas. Às vezes, têm que pedir quando os pais estão bem ocupados numa tarefa qualquer, falando ao telefone ou cuidando do irmão menor. As crianças encontram uma hora em que os pais estão fragilizados. Se a mãe não agüenta mais a ladainha e joga a decisão para o pai que vai chegar, ela está se desautorizando. E, pior, colocando o pai numa posição difícil.

Algumas vezes, as situações de confronto vão se desenrolando de tal maneira que, de repente, os adultos acabam praticando o que sempre abominaram nas suas expectativas de serem bons pais: o tapa.

O tapa, os cascudos e os puxões de orelhas (nem falo das chineladas e cintadas) são formas de agressão, e na agressão subentende-se que há uma descarga de raiva. *Com raiva, não se educa!*

3. A difícil (e sublime) missão dos pais

A chegada de um filho cria uma oportunidade única para os pais: receber uma pessoa que não tem nenhum conhecimento prévio e poder ensinar a ela tudo o que quiserem, começando do zero.

A criança pequena não contesta de maneira lógica, mas fisiológica.

Nesse período, a criança pequena é regida apenas por leis determinadas pela biologia da espécie humana. Não adianta querer que se comporte bem enquanto aguarda a comida num restaurante ou que esteja acordada à noite, quando a família vai a uma festa, ou que vá para a cama quando os adultos querem descansar. Ela reclama por comida quando sente fome, dorme quando está com sono. As regras fisiológicas que dominam algumas etapas do seu desenvolvimento escapam do controle dos pais. Fora isso, todo o restante vai estar sujeito ao poder dos pais.

Todo-poderosos, os pais são também todo-sabedores: em relação a quem nada sabe, ambos sabem demais. Contudo, diz a sabedoria que, quanto mais se conhece, mais se aprende que existem coisas que não se sabe.

Diante dessa responsabilidade, os adultos não querem errar. E, na tentativa de acertar, buscam a ajuda de pessoas que consideram mais experientes e sabidas. A mãe enche o pediatra de perguntas: Como fazer o bebê arrotar? Chazinho é a melhor providência contra dor de barriga? O curioso é que anos mais tarde eles abrem mão dessa ajuda. Falta-lhes, muitas vezes, humildade para reconhecer que poderiam contar com a colaboração de alguém para atravessar a etapa da adolescência.

Se os pais continuassem buscando informações, seriam capazes de reconhecer a fase de desenvolvimento pela qual o filho está passando. Isso os ajudaria muito, pois sabendo do que os filhos são ou não capazes e como está seu desenvolvimento emocional (muito tumultuado na puberdade e na adolescência) saberiam que expectativas ter, o que cobrar e ainda o que é necessário oferecer. Além disso, uma observação atenta e muito diálogo ajudariam a perceber como aquele filho, em sua individualidade, está vivendo uma determinada fase do desenvolvimento.

Quando a cobrança é maior do que a capacidade, quando se pede ao filho mais do que ele pode oferecer, os pais podem acabar atingindo a sua auto-estima, pois o filho sente que não é capaz de satisfazer os pais, que não é "suficientemente bom" para eles. Outro filho pode reagir de modo diferente e, na tentativa de se proteger, se afasta dos pais ou os hostiliza.

É um erro achar que as informações que os pais buscaram durante a gestação e logo após o nascimento são suficientes para educar os filhos até a idade adulta. Até parece que a necessidade é maior quando o filho é recém-nascido porque sua capacidade de comunicação é ainda muito restrita. Isso gera ansiedade nos pais, que estão acostumados com uma elaborada forma de comunicação verbal. Conforme o filho vai crescendo, adquirindo linguagem e capacidade de expressão, muitos pais se sentem mais à vontade e acham que, por haver agora a possibilidade de diálogo, não será mais tão necessária a opinião do pediatra, as informações contidas em livros de educação. É aí que os pais se enganam e entram em apuros.

Os filhos continuam a se comunicar de várias formas que não só a verbal. O estado emocional se mostra também nas atitudes e no corpo. Ao mesmo tempo, as mudanças hormonais e cerebrais mexem com a afetividade e com a forma de relacionar-se. Na adolescência, comportamentos que são normais, como afastar-se da família e unir-se aos amigos, colocando-os em primeiro lugar, muitas vezes acabam sendo tomados pelos pais como se fossem dirigidos contra eles, que se sentem colocados de escanteio. Ao mesmo tempo, comportamentos que indicam algum tipo de perturbação afetiva podem não ter a devida atenção dos pais, que comentam: *"Aborrecente é assim mesmo"*.

Há pais que ainda pensam dessa forma, mas muitos já mudaram e vão atrás de tudo o que for necessário para ajudar a compreender os filhos e lidar com eles, principalmente quando estes estão na adolescência. Adolescentes tumultuam a vida dos pais, que muitas vezes acabam pedindo socorro em situações em que se sentem completamente perdidos.

Hoje em dia, os psicoterapeutas de adolescentes são procurados não só para o processo psicoterápico, mas também para orientação de pais. Na maioria das vezes, eles chegam ao consultório com a famosa frase: "Onde foi que eu errei?" Sentem-se culpados e perdidos. Ao conversar com alguém que pode dar a eles referências e orientações, se sentem mais tranqüilos e seguros para lidar com os filhos.

Como se cometem erros

Diz a lei da espécie humana que os indivíduos primeiro se sentam, depois ficam em pé e aprendem a andar, para finalmente correr. Reza a sabedoria popular que os pais têm de acompanhar esses progressos naturais, e não forçar avanços antes do tempo para evitar que seus filhos pulem etapas. Só que a sabedoria popular descuidou de transmitir aos pais que os *filhos têm sua cota de responsabilidade no ato de crescer*, independentemente do que pensem os pais.

Um exemplo: quando a criança cai, a primeira coisa que faz é estranhar o movimento brusco. Depois, olha para a mãe e observa sua reação. Conforme a atitude dela (entrar em pânico, dar risadas ou reagir com naturalidade), vai valorizar ou não aquela queda. Assim, os critérios utilizados para julgamento são os da mãe (ou quem estiver encarregado dos cuidados da criança). Logo que começa a andar, a criança cai com muita freqüência. Mas isso pouco importa, porque sente um prazer corporal e uma alegria psicológica muito grande com a nova conquista. Afinal, andar é uma tremenda vitória sobre a antiga condição de engatinhar. Mas por enquanto ela não se deu conta da possibilidade de conquistar novos espaços, conseqüência direta de suas novas habilidades. Atenta demais aos próprios movimentos, a essas alturas, já treinou bastante como cair bem e não se machucar. Seja como for, a relação que a mãe tem quando seu filho cai interfere diretamente na dinâmica psicológica das próprias conquistas infantis.

A atitude mais comum perante a queda é ajudar a criança a ficar em pé novamente. Só que, muitas vezes, o pequeno reclama. Um fato interessante é que muitas crianças não conseguem passar da posição de pé, andando, para a posição sentada, a não ser caindo. Portanto, elas caem de propósito, porque já não querem mais andar. A mãe, por achar que ela pretendia continuar os passos e cai, pode tentar reerguê-la e contrariar seu desejo de sentar-se. Daí a importância de estar muito ligada para interpretar corretamente os desejos infantis.

> *Por meio dos sinais que a criança emite,*
> *os pais vão descobrindo quando*
> *devem ajudar e quando devem ficar apenas*
> *observando, sem interferir.*
> *O manual de aprendizado dos pais*
> *é a própria criança.*

Pais que tomam para si tarefas do filho, sem verificar quais são suas reais necessidades ou desejos, podem estar partindo de um pressuposto básico: o de que conhecem mais o desejo da criança do que a própria criança. A seqüência pode ser trágica. Às vezes, por saber levantar-se, a criança se ergue sozinha e experimenta prazer ao fazer isso. Se os pais forem hipersolícitos, estendendo a mão em caráter de ajuda toda vez que a criança cai, talvez ela reaja com um golpe instintivo de sobrevivência dos seus desejos e acabe por atingi-los.

Os pais podem então desconfiar de que fizeram algo que não deveriam e aprendem a mudar seu comportamento. Ou ferir-se na sua auto-estima, achando, sim, que foi o filho que errou. E, por fim, devolver-lhe um tapinha na mão, dizendo: "Não bata na mamãe". Volto a insistir, muitas vezes me refiro apenas à mãe porque normalmente é a figura mais constante na vida da criança.

O tapinha na mão funciona, nesse caso, como uma faca de dois gumes: ensina a criança a reagir quando a mãe a agride ou simplesmente coloca na sua cabeça que ela não pode reagir. Desse modo, seu gesto natural de defesa é castrado. Para ela, isso significa "não posso fazer coisas de que sou capaz senão mamãe fica, no mínimo, chateada e, no máximo, bate em mim".

A reação dessa mãe do exemplo não levou em conta o que se passava com a criança porque ela estava ocupada demais com o que se passava com ela própria. "Verdades" do tipo "em mãe não se bate" (entre aspas porque tem mãe que precisa ser contida na sua superproteção e, quando pequena, a criança não sabe fazê-lo de outra forma). Nessa situação, *a mãe desobedeceu à criança*. Portanto, a semente da desobediência está plantada.

O perigo de tolher iniciativas

Uma das lições que a criança pode tirar desse episódio é que, mesmo tendo capacidade de se levantar, precisa esperar que a mãe a levante. Assim, só na presença da mãe ela depende de auxílio para se erguer. Cai inúmeras vezes em outros lugares, mas se levanta sozinha. Aprende também a manipular a mãe. Sabe fazer, mas por que se esforçar, se a mãe larga tudo o que estiver fazendo para levantá-la?

O papel da mãe, como educadora, já está começando com sobrecarga e sufoco para o adulto e folga para a criança.

> *No caso de hipersolicitude dos pais,*
> *o filho não precisa se esforçar em nada*
> *porque os pais se esforçam por ele.*

A hipersolicitude da mãe, extensiva a pai, avós, babás e empregadas, vai minando a iniciativa dessa criança, amputando a construção do se esforçar para atingir seus objetivos. Para quê? Os objetivos chegam até ela por meio destes "educadores".

A iniciativa representa os custos necessários para alcançar um benefício. Quando ela é quebrada, a criança perde essa conexão. Os custos acabam sendo pagos pelos adultos e os benefícios, usufruídos pela criança. Quanto mais os pais extrapolarem as funções naturais condizentes com o seu papel e agirem como superpais, *"mais aleijado e limitado mentalmente"* o filho vai se tornar. Afinal, ele não precisa fazer esforço físico nenhum, nem precisa pensar no que quer, porque tudo lhe chega pronto às mãos.

Se por acaso o filho recebe reforços no querer fazer valer a sua vontade, de deixar que se desenvolva naturalmente, ele pode superar essa "supermãezice" e/ou "superpaizice". Porém, corre o risco de ser tido como desobediente. A verdadeira educação preserva a criança dos perigos à sua integridade física, mas garante que ela consiga realizar suas tarefas.

Ninguém é capaz de resolver um grande problema se não tiver ultrapassado, ao longo da vida, as pequenas etapas.

A criança necessita da proteção da mãe nos aspectos mais globais e precisa também de respeito para poder realizar as próprias tarefas. Caso seu desejo seja maior do que sua capacidade, ela vai aprender com a grande mestra da vida: a frustração.

Há uma fase em que o desejo da criança é tão forte que ela acha que pode tudo. Presenciei uma cena numa festa em que um menino de 3 anos subia num pedaço de madeira e queria erguer a madeira do chão com ele em cima. É óbvio que não dava certo porque ele era incapaz de suportar o próprio peso somado ao da tábua. O que os pais fizeram? Levantaram a madeira com a criança em cima. Ela, superfeliz, adorou!

Nesse caso, ele deixou de aprender com a frustração. Se tivesse tentado até perceber que seu objetivo era impossível, talvez tivesse assimilado isso.

Há coisas, no entanto, que os pais não podem dar. Nesse caso, a criança não perde a lição de que existem desejos impossíveis. Uma garotinha de 2 anos brincava no parque quando, de repente, ficou de pé em cima do gira-gira. A mãe, temendo que ela caísse, pediu para a menina descer. Ao que ela retrucou: "Eu quero pegar a lua". A mãe disse que não dava e insistiu para que ela descesse. Meio a contragosto, a criança obedeceu à mãe, mas logo estava tentando escalar o mastro das balanças, com o mesmo objetivo de pegar a lua. Desta vez, a mãe ficou só observando e, quando notou que a menina já estava ficando irritada, disse outra vez que não dava, pois a lua ficava muito alto. A criança perguntou, então: "A mamãe pega a lua?" "Não, filha, a mamãe não consegue. Nem o papai, que é bem mais alto que a mamãe, consegue, porque a lua fica lá longe, bem alto no céu". Sem dúvida, a menina ficou decepcionada, mas teve que começar a aprender que, infelizmente, seus pais não são assim tão poderosos como ela imagina.

A sala de visitas e o quarto de despejo

Uma pequena metáfora pode ajudar a compreender melhor como os pais agem. Toda família tem a sua sala de visitas, onde coloca do bom e do melhor, e um quarto de despejo, para onde vai parar tudo o que detestam, não usam, não serve mais etc. Cada indivíduo faz o mesmo com a própria psicologia: quer se apresentar perante as pessoas como uma sala de visitas toda iluminada e apaga a luz do quarto de despejo, onde ficam escondidas nossas frustrações e insatisfações, nos cantos mais obscuros da nossa alma, que podemos chamar de quarto de despejo.

Ao nos apaixonar, nós nos relacionamos com a sala de visitas. Quando nos separamos, com o quarto de despejo. Nossos sonhos são exibidos na sala de visitas, mas podem ser construídos com elementos vindos do quarto de despejo. Se somos pessoas que sofremos muito por conta de dificuldades econômicas, podemos ter escondido toda essa memória no quarto de despejo. Nossa sala de visitas, ao contrário, só ostenta as riquezas que conquistamos.

Pais podem ansiar que seus filhos comecem pela sua sala de visitas, sem que passem pelo quarto de despejo. Quando correspondem ao desejo, isso pode servir realmente de impulso positivo. Mas pode acontecer de o filho não corresponder às expectativas paternas e só tirar usufruto da sala, já que não aprendeu que existe um quarto de despejo. Incapaz de diferenciar, vai transformar a vida familiar num quarto de despejo. Quer dizer, não vai ter limites e descarregará as frustrações em plena sala de visitas.

Dentro de si, ele não consegue diferenciar aquilo que é íntimo e privado do que é familiar e comunitário. Faz valer seu egoísmo na vida familiar, sem levar em conta os desejos alheios.

Também não podemos cair no extremo oposto de só sermos sala de visitas o tempo todo, para todo mundo, e quarto de despejo para nós mesmos. Quer dizer, tudo de bom vai para a visita e tudo de ruim fica com os pais. Agindo assim na educação dos filhos, para que só recebam o bom, os pais impedem que os filhos aprendam a viver o seu lado ruim. O perigo é que eles cresçam com a idéia viciada de que o ruim sobra sempre para os pais, porque com eles só fica a parte boa. Nesse caso, a sala de visitas é folgada e espaçosa e o quarto de despejo vive sufocado. Embaixo de um folgado, existe sempre um sufocado.

Se o sufoco estiver no quarto de despejo, onde os pais esconderam seu passado de maus-tratos e sofrimentos, em virtude das dificuldades financeiras, a folga será a riqueza. Os pais fazem isso movidos pela melhor das intenções. Não querem que seus filhos experimentem o sufoco da pobreza. Com isso, muitos cometem o erro de eliminar da vida dos filhos a pobreza e os custos, transformando seus herdeiros em beneficiários, ricos e folgados, que podem acabar com toda a sala de visitas conquistada pelos pais e não seus sucessores, isto é, mantenedores do sucesso crescente.

Enquanto crianças, os filhos têm necessidades que podem ser facilmente atendidas pelos pais. Existe um consenso de desejos, mesmo porque os próprios filhos querem agradar os pais. Para eles, isso não é um sufoco, mas um prazer. À medida que crescem, vão adquirindo vontade própria, e com muita freqüência essas vontades não combinam mais com os sonhos dos pais. Quando ocorrer a quebra dos sonhos porque os filhos estão acostumados demais a ter todos os seus desejos satisfeitos, não será dessa vez que eles simplesmente irão abrir mão de realizá-los de novo.

Entretanto, os pais podem, ao mesmo tempo em que transmitem a sala de visitas, educar para a presença do quarto de despejo.

A criança, dentro das suas capacidades, tem que contribuir para a realização dos seus desejos, que não acontecem gratuitamente, como que por encanto.

Essa educação que engloba o quarto de despejo não significa um constante repetir do atestado de pobreza, do tipo "sabe quanto isto custa?", para uma criança que não tenha a menor noção de preço. Ou "o que você gastou a empregada leva um mês para ganhar". Essas frases são só ladainhas, conversas para satisfazer as frustrações do adulto. A criança não elaborou dentro dela uma relação custo/benefício e não sabe avaliar o preço das realizações de suas vontades segundo critérios como trabalho ou valor monetário.

A conversa adequada seria direcionada ao que a criança pode absorver, com base nos elementos que ela esteja vivendo naquela época. Se a criança desenhou e aquela obra é preciosa para ela, o que deve ser ventilado é o esforço e o custo que teve ao fazer o desenho. Como iria se sentir se papai o rasgasse? Além de afetivamente atingida, poderia ter a percepção do sentimento de perda do esforço empenhado e da própria destruição.

Por melhores que sejam nossas expectativas no sentido de ajudar nossos filhos, se elas não tiverem como alimento a realidade da vida da criança, esta não poderá absorver o benefício que pretendemos dar-lhe.

A copa e a cozinha

Outra imagem que ajuda a entender muitos erros e acertos produzidos na educação de uma criança é a da copa e cozinha. A cozinha é onde se prepara a comida, e a copa, onde se usufrui dela. O usufruir é uma etapa de um processo que não se inicia nem se encerra aí. Por exemplo, quando uma criança sabe que vai almoçar uma suculenta feijoada, seu corpo já se prepara para degustá-la. Vai ficando com água na boca e a sua participação se resume a sentar-se à mesa e comer com muito apetite.

Para o filho, como para muita gente, a história da feijoada termina nesse ponto. Acaba de comer, sai da mesa e parte para outra atividade qualquer. Quem preparou a feijoada? Quem comprou os ingredientes para que a cozinheira a preparasse? Quem lavou os pratos e as panelas sujas depois da refeição? O usufruto da feijoada teve um custo. *O custo é a cozinha, o usufruto é a copa.* Há casos de educação em que os filhos só usufruem, enquanto os pais exercem a função de cozinheiros do cotidiano.

Uma criança, ao ganhar um brinquedo que lhe foi prometido, só participa com o desejo de receber tal presente. Não lhe passa pela cabeça a seqüência da cozinha: o pai e a mãe tiveram que trabalhar para ganhar o dinheiro e poder comprar o presente. Não que os filhos, assim que nascem, devam saber o custo de todas as coisas, mas é importante que, dentro da sua capacidade de compreensão, também sejam um pouco cozinheiros.

É muito comum os adultos preferirem que as crianças fiquem brincando em vez de ajudá-los nas pequenas tarefas domésticas. A mãe pode arrumar tudo num pé-de-vento. Numa simples volta pela casa, coloca as coisas no lugar, varre, tira o pó e deixa tudo um brinco. E seu filho de 3 anos, tentando ajudar, na verdade, mais atrapalha do que ajuda. Por isso, é até mais cômodo para ela mandá-lo brincar. *Educar dá trabalho*. Pois é exatamente esse sentimento de querer ajudar, quando bem regado, que faz a criança florescer para as responsabilidades de cozinheiro.

A mãe deve aproveitar esse desejo do filho de auxiliá-la na hora de lavar a louça, pôr a mesa para a refeição ou preparar a comida, e dar-lhe uma tarefa para que se sinta útil, o que alimenta a sua auto-estima e cultiva sua capacidade de poder ajudar. Dê-lhe um pano para tirar o pó da estante. Reserve um cantinho onde ele possa ficar mexendo e fazer a arrumação a seu modo. Com o tempo, esse cantinho tende a tomar um espaço cada vez maior e talvez um dia seu filho chegue a arrumar o próprio quarto, que é o sonho de todas as mães superativas, que nunca se afastam do espírito da cozinha.

A criança não sente que está trabalhando. Ela está jogando, tendo prazer no que faz. Forçá-la a ir brincar nessa hora é o mesmo que expulsá-la da cozinha e restringi-la à copa. Significa que o filho só tem de usufruir aquilo que os pais fazem, sem precisar contribuir com nada. E, futuramente, também usufruir, apenas, o próprio quarto. Para que arrumá-lo se há um "cozinheiro" que o faz? *É de pequeno que se entorta o galho.*

Se a mãe manda o filho que quer ser cozinheiro para a copa, por mais que ele usufrua a copa, estará frustrado em relação à cozinha, e essa frustração irá aparecer à mesa. Se aquela comida que está à sua frente nada lhe custou, pouco se incomodará em rejeitá-la ou não. E para passar da rejeição à crítica ao cozinheiro é um pequeno passo. O seguinte é agredir todas as pessoas da casa.

Quartos bagunçados

Tendo a oportunidade de arrumar um pouquinho a casa, os pais podem orientar o filho para que realize a tarefa um pouco melhor. Caso ele receba bem essa orientação, isso é uma grande ajuda. Se não aceitar o comentário dos pais, é preferível deixar como ele deixou a rearrumar tudo do jeito dos pais. Essa atitude poderia ser interpretada pela criança como se a comida preparada por ela não valesse nada. E, se de nada valeu o que ela fez, por que vai se propor a fazer um pouco melhor da próxima vez? Fica registrada no espírito da criança a incapacidade de fazer e, portanto, uma autodesvalorização em vista da supervalorização do que a mãe faz. Esse sentimento de desvalorização da criança vai procurar uma válvula de escape. Freqüentemente, a saída é um relaxar, um descuidar das coisas, e é também a desqualificação do serviço do "cozinheiro".

Portanto, *para não arrumar o quarto, seu filho foi lentamente levado a esse ponto*. Sem contar o fato de que ele também tem suas preguiças. Não é só por incapacidade que deixa tudo desarrumado, mas também por estar sem vontade de pôr seus pertences em ordem, assim como nem sempre a mãe está disposta a arrumar a casa.

A propósito, existem casas que só são arrumadas quando vão receber visitas. É como se representassem a posição social, o conforto com que se vive, o equilíbrio da família. Exagerando, as salas de visitas passam a ser o painel das medalhas de sucesso. Parece até que a organização da casa não é importante para a família. O que importa é oferecer o que se tem de melhor para os outros, as visitas, desde a melhor comida até o melhor lugar da casa.

> *Quando os filhos chegam à adolescência,*
> *eles estão mais preocupados consigo*
> *próprios do que com as outras pessoas.*
> *Se foram acostumados a viver na*
> *bagunça e a ter seu quarto desarrumado,*
> *já estão ecologicamente adaptados*
> *às suas bagunças.*

Uma simples visita não é estímulo bastante para que coloquem seu canto em ordem. Nessa ocasião, com freqüência os pais, que já nem conseguem mais entrar no quarto do filho, brigam com o adolescente, uma vez que pretendem estender a sala de visitas ao quarto dele. A preocupação dos pais é: o que as visitas vão achar de nós com esse quarto tão bagunçado?

Forçar o adolescente a arrumar o quarto por causa das visitas é quase uma batalha perdida. Justamente por causa delas, ele não vai arrumar. É interessante notar que, quanto mais organizada a sala, mais bagunçado pode ser o quarto do adolescente. Quanto mais os pais se empenham na busca da ordem e do perfeccionismo, qualquer objeto que saia da organização desperta neles uma vontade incontrolável de arrumar. Da mesma maneira, a bagunça desperta no jovem o desejo de conviver com ela. Internamente, ele acaba se organizando para viver na bagunça. Quando os pais se põem a arrumar o quarto do filho adolescente, geralmente a mãe, ela diz *"pela milésima vez que é a última vez que ela arruma o quarto dele"*. O filho nem esquenta. Já ouviu esse discurso incontáveis vezes. Sabe que uma a mais não vai fazer diferença e que essa última vez só dura até a próxima visita. Nesse esquema, a mãe continua como cozinheira, o pai como provedor, e o filho como comensal.

Há pais que arrumam o quarto pelos filhos na esperança de que eles aprendam com os exemplos. E, de uma hora para a outra, comecem a segui-los. Na prática, o que vemos é que só o exemplo não é suficiente.

*Pais corretos hoje em dia
não significam garantia
de filhos corretos.*

Pais cozinheiros não garantem que os filhos também o sejam. O mais comum é os filhos complementarem os pais. Os cozinheiros precisam de comensais. Pais subservientes necessitam de filhos mandões, assim como o aluno precisa de professor e o patrão, de empregado.

A aprendizagem do custo/benefício

Os filhos que se acostumam desde cedo, dentro das capacidades próprias da idade, a trabalhar na cozinha e a usufruir da copa tornam-se mais responsáveis com suas obrigações e curtições, pois estabelecem o critério do custo/benefício.

> *Um dos grandes problemas da geração de jovens desta década é a perversão da relação custo/benefício: não querer saber dos custos e exagerar nos direitos aos benefícios.*

O resultado é que o estudo passa a ser pouco valorizado, porque implica um custo alto, isto é, empenho, dedicação, sacrifício do lazer.

Às vezes, é melhor ir para uma escola que não exija nada do que ficar numa escolhida pelos pais, em que tenha que se empenhar (cozinhar). Quando comenta que a escola é boa, o que atrapalha são as aulas, o adolescente está nitidamente dizendo: o gostoso é comer, não cozinhar. O gostoso é usufruir, não se responsabilizar.

Um agravante na perversão da relação custo/benefício é a facilidade com que conseguimos as coisas hoje em dia. Quando se quer falar com alguém, nem é preciso deslocar-se até um telefone, há sempre um celular à mão. Quando se quer comer sem ter que cozinhar ou se arrumar para sair, há uma enorme variedade de restaurantes com serviço de entrega em domicílio. O ritmo de trabalho que vivemos hoje em dia estimula ainda mais as facilidades. O *fast food* é um exemplo disso, o *drive thru* então, nem se fala: a pessoa compra e come sem ter que descer do carro. Tudo é feito com mais rapidez e menos esforço. Essa é a geração do prazer. Só usufrui, não se esforça e nem se responsabiliza.

Da mesma forma, ao partir para satisfazer sua curiosidade em relação às *drogas*, muitos estão buscando mais curtir do que propriamente arcar com os riscos que o ato de experimentar drogas apresenta.[*] Se, para o adolescente, *bater o carro* nada lhe custa, porque logo o papai lhe compra outro até melhor, *repetir de ano* também não lhe custa nada, porque é só mudar de escola para passar de ano e, assim, continuar na mordomia de antes. Se perdeu o celular pela quarta vez, o pai acaba lhe comprando outro, argumentando ser uma questão de segurança, nos dias de hoje. Este adolescente está superdesenvolvido no degustar da copa e tremendamente atrofiado nos serviços da cozinha.

---

[*] Para saber mais, leia *Anjos Caídos – Como Prevenir e Eliminar as Drogas na Vida do Adolescente*, Içami Tiba, Editora Gente, 1999.

Uma das características do ser humano é a plasticidade dos comportamentos.

> *O ser humano sempre pode modificar suas atitudes pela compreensão do que aconteceu e pelo desejo de mudar.*

Portanto, é sempre tempo para que o filho possa ser reencaminhado e passe a arcar com os custos dos seus benefícios, desde que os pais tenham a paciência e a sabedoria de lidar com um filho grande que se satisfaça com seus avanços e conquistas como se fosse um filho pequeno.

Certa vez, atendi uma família que estava enfrentando dificuldades econômicas. A filha, de 10 anos, resolveu então devolver sua mesada para ajudar o pai. Na conta de milhares de reais equivalentes aos prejuízos da empresa, 10 reais podem não representar nada. Mas era toda a economia da filha entrando em ação. Com esse gesto, a menina estava se adentrando na cozinha, dentro das suas capacidades. O pai, reconhecendo o esforço da garota, aceitou a mesada de volta. Talvez isso cause estranheza. Que representa tão pouco diante de tanto? A maioria dos pais nem pegaria essa mesadinha.

O que o pai ponderou foi: minha filha está querendo contribuir. Vou aceitar essa contribuição e guardar uma grande lição: "Nessa idade, com o sentimento à flor da pele, mandando cartinhas de amor cheias de corações desenhados para o pai – Papai, você é D+! –, devo tomar cuidado com o que falo. *Só devo levar para casa coisas que meus filhos também possam digerir".*

Depois de alguns dias, esse pai devolveu a mesada para a filha, dizendo que a situação econômica da empresa havia melhorado e que agradecia muito a contribuição da menina. Poucos são os pais que aceitam tais contribuições. Fazem isso por não querer que nada pese sobre os filhos e acabam, justamente, tirando deles a oportunidade de começar a participar da vida da família dentro do que são capazes de compreender, porque em poucos anos, quando os filhos estão na onipotência juvenil, a principal reclamação dos pais é que os filhos não ligam para eles.

❹ *Ir bem na escola é quase uma exigência*

Todos os pais, sem exceção, são favoráveis a que seu filho estude. O grau do estudo é que pode variar, da alfabetização à pós-graduação no exterior. Quando os filhos concordam em estudar, a tarefa dos pais é fácil. As dificuldades surgem quando eles rejeitam a idéia.

> *Quando o filho não quer aprender,*
> *essa atitude é sintoma de que*
> *algo não está bem.*
> *A característica natural do ser humano*
> *é querer saber sempre mais.*

Diante de uma deficiência mental, por exemplo, a instrução vai depender do grau de debilidade da criança. Nem pais nem professores podem exigir o que ela não é capaz de produzir. Mas é indispensável avaliar o nível de comprometimento das faculdades mentais para que não se corra o risco de, apoiando-se na desculpa da deficiência, deixar de instruir a criança com respeito àquilo que ela pode assimilar.

> *É tão problemático exigir daquele*
> *que não pode quanto deixar de*
> *exigir daquele que pode.*

Comparado com outras áreas, como a medicina, a comunicação e a informática, que viveram intensos progressos nas últimas décadas, o aprender sofreu pouca evolução ao longo da nossa história. O ser humano continua aprendendo de um jeito muito parecido ao do tempo de Sócrates, na Grécia Antiga. É bastante freqüente reparar que tudo à sua volta anda a mil por hora e o aprendizado, a dez por hora. Isso desperta o desinteresse da criança, pois tudo o que está a seu redor caminha muito mais depressa.

Se ela não for treinada desde pequena a reservar um tempo para a aprendizagem, futuramente, sem dúvida, vai contrariar a expectativa dos pais de que exerça bem sua primeira profissão: a de estudante.

Hoje, tanto as crianças quanto os adolescentes funcionam de uma forma semelhante a um computador. São mais estimulados. Há habilidades que são desenvolvidas mais cedo do que acontecia na geração passada.

Os pais e professores, na maioria das vezes, são da geração do Manual de Instruções. Ao abrir um objeto eletrônico novo, por exemplo, primeiro pegam o manual para poder entender como o aparelho funciona. Hoje em dia, os objetos continuam vindo com manual, mas é muito raro encontrar algum adolescente que precise lê-lo. Eles vão mexendo e aprendendo, mexendo e descobrindo. Num tempo mais rápido do que levariam para ler o manual, já estão craques, totalmente familiarizados com o funcionamento daquele objeto.

> A geração de hoje está na era
> da globalização, da informática,
> na era do chip, mas muitos pais
> e professores continuam na
> era das ferramentas rudimentares.
> Já imaginaram alguém tentando
> consertar um chip com um martelo?
> É isso que tem acontecido com
> o ensino nos dias de hoje.

É preciso que os pais e professores tenham humildade para assumir que há muita coisa a aprender com a geração atual. Precisam se informar e se informatizar.

Muitos pais e professores precisam clicar no botão "atualizar".

Quando eles começarem a falar a mesma língua dos adolescentes, quando aprenderem a lidar melhor com esses adolescentes, certamente eles ficarão mais interessados no que os pais e professores têm a lhes ensinar.

É de pequeno que se torce o pepino

Mesmo sobrecarregada com a vida profissional, a educação dos filhos e a organização da casa, a mãe costuma pôr em ordem as bagunças que as crianças aprontam. E, assim, acaba fazendo coisas que os filhos já poderiam começar a fazer. Talvez sem tanta eficiência e perfeição, é verdade. Porém, se ela faz tudo certinho e cada vez que o filho vai ajudá-la manifesta desagrado com seu desempenho, o filho vai achar que é incapaz de executar certas tarefas. Ele não consegue ainda analisar que existe outro jeito de fazer as coisas, pois o que fica registrado, para ele, é que não consegue fazer o "certo" (que na verdade é apenas o jeito de a mãe fazer), além de se acostumar com a idéia de não fazer. E, assim, tende a fazer as tarefas cada dia menos.

A história do "deixa-que-eu-faço" não existe só para o prazer dele. No fundo, a mãe que se põe a realizar as coisas no lugar do filho ainda espera que ele ofereça ajuda. Mas o filho não oferece porque aprende que não deve fazer isso. E, desse modo, perde uma vivência importante para seu desenvolvimento; com base em simples afazeres, como a arrumação dos seus brinquedos, a criança aprende a encerrar um ciclo: se abre, fecha; se tira, torna a pôr no lugar; se acende, apaga.

> *Quando bagunça sem arrumar, a criança só usufrui o prazer, o benefício, não experimenta os custos de uma arrumação.*

Não há como a criança aprender a estudar se não arcar com os custos do estudo, porque não se aprende só se divertindo. É necessário colocar o pensamento em ordem, estudar em casa, fazer as lições, cumprir com a sua parte do compromisso. A criança acostumada a arrumar seus pertences tem mais condições de estudar em casa, porque sabe que uma parte dos custos cabe a ela.

Apenas ir à escola não adianta. *Aprender é como comer.* O que o professor faz é pôr a comida no prato. O aluno pode levá-la até a boca e cuspir fora ou engolir. A segunda etapa, a digestão, depende praticamente só do aluno. Ao se sentar em casa e estudar, ele permite que o que comeu seja integrado ao seu organismo. É completamente diferente digerir canja, gelatina e feijoada. Da mesma forma, cada matéria tem de ser estudada de um modo específico. Em algumas delas, basta uma breve leitura. Outras exigem que os exercícios sejam refeitos até serem assimilados.

Da mesma forma que não agüentam esperar que os filhos façam as tarefas da casa, vistam sua roupa ou escovem os dentes no próprio ritmo, há mães que não têm paciência de aguardar que o filho se dê o tempo necessário para estudar. Acham que, uma vez que a criança se sentou com esse fim, deve estudar freneticamente. A ansiedade delas não só pode levá-las a se postar ao lado da criança e se pôr a ensiná-la como também a ler e escrever no seu lugar. Enquanto isso, os outros filhos também solicitam a atenção da mãe, a casa precisa de ordem e o jantar deve estar pronto para ser servido, porque o marido está prestes a chegar.

É impressionante como algumas mães se tornam especialistas em se sobrecarregar. Agora, a mãe está se sobrecarregando com uma tarefa muito difícil: estudar pelo filho. Além de ficar exausta, aleija seu filho quando realiza as tarefas que são dele. No final do período escolar, é o filho sozinho que estará diante da avaliação. Como cobrar dele que se saia bem nas provas? Se fosse a mãe, certamente se sairia muito bem na prova de matemática; afinal de contas, tem sido uma aluna muito dedicada.

A situação pode ser também muito complicada nos casos em que os pais não dão o devido valor aos estudos. "Filho, o importante é que você passe de ano; tirando nota azul, está bom." Na maioria das escolas, a média é 5. Simplesmente passar significa ter um aproveitamento de 50% do que é oferecido na escola. Se nessa fase cobramos apenas 50% do desempenho, como podemos esperar que o filho seja um profissional empenhado, que se preocupe em fazer sempre o melhor que pode?

Recentemente, no consultório, deparei com um pai extremamente sábio. Ele vivia cobrando que o filho adolescente melhorasse na escola, e a resposta era sempre a mesma: "Pai, eu passei de ano, não passei?! Então do que você está reclamando?" Realmente, o filho tinha passado de ano, suas médias eram todas azuis: 5,1; 5,5; 5,3; e assim por diante, todas raspando, mas azuis.

Cansado de não obter nenhum resultado com o filho, resolveu adotar uma atitude interessante: "Filho, você estuda só o suficiente para passar, não é?! Se contenta com um aproveitamento de 50%. Vou adotar sua idéia, de agora em diante, vou fazer só 50% das coisas!" No dia seguinte, quando levava o filho para a escola, parou o carro na metade do caminho e pediu que ele descesse: "Pronto, filho, já trouxe você até metade do caminho, agora o resto é com você!" Esse pai reduziu a mesada do filho ao meio, tirou metade das suas fitas de Play Station, tudo o que ele pôde, reduziu à metade. Bom, em menos de 10 dias o filho se deu conta e assumiu o compromisso com o pai de se empenhar mais nas suas atividades escolares.

Esse pai sabe que não pode cobrar do filho uma nota 10 nas provas, mas quer ter a certeza de que ele aprenda e de que é necessário se esforçar ao máximo.

Fazendo a lição pela criança

Sem paciência para esperar, a mãe pode tomar o lápis da mão do menino e ensiná-lo a escrever. Tal gesto aumenta a comida do prato. Em nada contribui para a digestão. Não resta dúvida de que, se não mudar sua atitude, num futuro breve estará fazendo a lição de casa pela criança, ficará nervosa toda vez que ela tiver prova e no final do ano correrá atrás de um professor particular para garantir que o filho passe de ano. Enquanto isso, o garoto está sossegado. Estudar, fazer provas, passar de ano não são mais tarefas dele.

Os argumentos utilizados pela mãe para fazer a lição pelo filho são tão ricos quanto permite a sua criatividade. Mas, independentemente deles, a criança sempre sai prejudicada. A mãe, por sua vez, não consegue ser mãe, agora que está tão incomodada como professora, já que seu "aluno" não rende bem. Acaba misturando os canais.

> *Na função de professora, briga como mãe e, na hora de ser mãe, atrapalha-se como professora.*

O filho deve ser amado independentemente do papel de aluno. O desempenho escolar não deve ser a medida para o amor ou o carinho materno.

Desgastada nessa relação, a mãe muitas vezes acaba pedindo ajuda ao pai, que até o momento pode ter estado alheio ao problema. Então, recebe duas broncas: a primeira, do marido, que observa o erro da esposa e pode até levá-la a mudar de atitude. A outra bronca é do filho, que deseja que a mãe continue no erro. Não raramente, o pai descarrega sua raiva por meio de observações do tipo: "Você o criou muito mimado. É a grande responsável por isso. Deixa para mim. Eu lhe dou uns tapas e resolvo a situação".

Às vezes, a interferência do pai ajuda. Mas, se o filho estiver muito envolvido nesse esquema do "deixa-que-eu-faço", só a bronca e mesmo os desaconselháveis tapas não serão o bastante para resolver o assunto. A propósito, estou me referindo ainda ao curso básico, que vai do jardim-da-infância até o 4º ano do primeiro grau (antigo primário).

> *Tanto na vida familiar quanto*
> *na vida escolar e social,*
> *o início das modificações pubertárias*
> *só vai complicar o que está bem*
> *e piorar o que já está mal.*

De modo geral, nos primeiros quatro anos do antigo primário, as crianças tentam corresponder ao que os pais querem delas; no ginásio, meio a meio; e no colegial, escapam totalmente das expectativas paternas. A puberdade funciona como um segundo parto, durante o qual o adolescente expulsa a infância, deixa de lado a família e questiona a educação recebida para partir para a sua inclusão num novo mundo.

Na 5ª série do 1º grau, o filho começa um exercício de ter que fazer e até mesmo de querer fazer sozinho suas coisas. Ao mesmo tempo, ainda sofre pressão dos pais, como se não tivesse crescido o suficiente. São duras as penas que os pais enfrentam quando os filhos tentam mostrar a eles, de todas as maneiras, que já não são mais crianças. Parece que a desobediência não fazia parte das expectativas paternas. Eles esperavam que, quanto mais o filho crescesse, mais os aliviasse de compromissos. De fato, aquela preocupação com saúde, higiene e alimentação de quem tem criança pequena já não existe mais. Entretanto, agora os pais são acometidos por preocupações talvez maiores, porque *o filho passa a se movimentar como se tivesse um motorzinho funcionando sempre contra os pais*. Isso se manifesta desde as coisas mais simples, como tomar banho, comer e dormir, até as mais complicadas, como estudar.

A reviravolta da 5ª série

A puberdade acontece de forma diferente para meninos e meninas. As mudanças na escola os atingem de forma diferente. A passagem para a 5ª série (antigo primeiro ano ginasial) traz uma sobrecarga curricular para o menino e nem tanto para a menina. Ele está começando a entrar na puberdade, vivendo a fase da confusão pubertária. A menina atravessa um estágio mais adiantado, da onipotência pubertária; sente-se toda importante e acaba se dando bem com as mudanças na escola.

Na puberdade, os meninos
(com aproximadamente 11 anos)
podem apresentar problemas na área
de desenvolvimento, como falta
de atenção, memória e concentração
e conseqüente desorganização
das matérias e falta de método
para estudar.

Os distúrbios de distração ou comportamento também são comuns: por não conseguir prestar atenção na aula, o menino cutuca os amigos e parte para a bagunça.

A mãe, que já vinha estudando com o garoto porque ele não conseguia acompanhar os estudos, seja por falha sua, seja porque o filho tem dificuldades e necessita realmente de ajuda, depara com um problema ainda maior na 5ª série: o filho vive mudanças internas, cresce a solicitação da escola, e o interessante é que ela também aumenta a cobrança porque espera que na 5ª série o filho vá mudar, tenha mais responsabilidade e estude por si mesmo. Resultado: o tombo da mãe é muito grande. Além de não melhorar em nada, o filho ainda piora.

Querendo que o filho continue a ter um bom desempenho escolar, a mãe faz pela milésima e última vez as primeiras lições do ano do garoto. Quer dizer, não modifica seu sistema de "funcionamento" com o filho. E o garoto, acomodado ao método antigo, resiste à idéia de adotar o novo método que é solicitado pela escola. Então, cai o rendimento do filho. Aumenta o desespero da mãe. Ela tem a impressão de que o filho não estuda por preguiça, ou está tentando agredi-la, já que ela tanto quer e faz para que o garoto estude mais.

Na cabeça dos pais, começam a surgir nuvens escuras que prenunciam uma tempestade futura. Aliás, o método mais eficaz para se desesperar é traçar um futuro para o filho em função de um comportamento atual que desaprovam. Daí, se ele não quiser estudar às 2 horas da tarde, como sempre estudou, será um vagabundo no futuro; se trouxer para casa a caneta de um amigo ou pegar algo sem avisar, será um futuro ladrão. Esse temido futuro destrói todas as expectativas de felicidade para o filho e enrijece a cobrança atual.

Não é que o menino não queira corresponder às expectativas dos pais de ser bom aluno. Porque, se assim for, ele estará usando o desejo dos pais como um foco de agressão a eles.

> Nos meninos, o surgimento do pensamento abstrato lança seu primeiro sintoma: concentrar-se, espontaneamente, apenas em áreas que lhe dão prazer.

Com isso, diminui a energia que "teria de ser gasta em obrigações" do tipo estudar, prestar atenção na aula...

O pensamento abstrato funciona como um brinquedo novo. O raciocínio hipotético possibilita a busca de soluções mágicas por meio de fantasias rudimentares, ainda, mas que lhe dão prazer. Um dos rapazes dessa idade contou-me que seria muito gostoso ficar deitado na rede devaneando sobre a vida, fantasiando a sua sociabilidade com a turma de garotos e imaginando aventuras incríveis e altamente perigosas, das quais saía são e salvo. Quando chegasse a hora de estudar, ele tomaria uma pílula que tivesse todo o saber de um livro. Portanto, ele conheceria a matéria sem ter de estudar. Já estava até imaginando como inventar essa fabulosa pílula. A mãe, que o observa, não o percebe nesse profundo trabalho mental: "O pai está fora, trabalhando, e o garoto está vagabundeando, perdendo seu tempo sem fazer nada. Ele poderia aproveitá-lo estudando e fazendo as lições de casa, já que está tão mal na 5ª série".

A confusão mental nas meninas

As mudanças psicopedagógicas da 5ª série são mais bem absorvidas pelas meninas, que se desenvolvem antes dos meninos, atravessando esse período de confusão mental lá pela 3ª série.

Durante a 3ª série, as meninas também se atrapalham com a confusão mental e não é raro se meterem em apuros. Por exemplo, quando uma menina tira nota baixa e a professora manda um bilhete para os pais, a menina, com seu pensamento abstrato começando a entrar em ação, começa a imaginar a reação dos pais e prevê a grande bronca que vai tomar. Ela ainda não tem, como os meninos da 5ª série, tão definido o ímpeto de esconder provas ou não entregar os bilhetes. Ainda acha que os bilhetes precisam ser entregues. A saída para não ter de enfrentar a reação dos pais é *falsificar a assinatura* deles. O resultado, quase sempre, é ridículo, porque ela não tem prática em falsificação e acaba sendo descoberta.

Os pais ficam apreensivos, achando que sua filha vai tornar-se uma delinqüente, quando, na realidade, esse comportamento denuncia a rigidez acima da conta que estão tendo com ela. Em vez de cair matando, ao receberem um bilhete da escola comunicando a falsificação de sua assinatura pela filha, os pais deveriam conversar com ela, procurando entender que a dificuldade da menina não era assinar, mas enfrentar os dois. A bronca não só piora a situação, mas incentiva a garota a aperfeiçoar sua técnica de falsificação para não ser pega no futuro.

Ao chegar à 5ª série, a menina já está mais organizada internamente. Torna-se mais exigente, luta pela justiça, quer que tudo ande em ordem, que o que foi dito seja cumprido, e acha que as lições devem ser feitas. Em geral, as meninas são boas alunas na 5ª série e os pais ficam satisfeitos com seu desempenho escolar. Nesse momento, elas podem estar passando por um grande desenvolvimento físico, o estirão, que precede a menarca. É característico do estirão que o corpo sofra alterações, como ganho de peso e de altura e crescimento dos seios. Portanto, as zonas de atenção das meninas são as modificações corporais.

Se encontrar alguma dificuldade no mundo externo, ela pode jogá-la para o mundo interno do seu corpo e descarregar exatamente no organismo. São sintomas típicos dessa época: mal-estar súbito, dor de cabeça, tontura, dor articular, dor muscular, enjôo etc.

A menina transfere os problemas para o físico, porque seu corpo está se transformando.
O menino joga para a área da concentração, porque é a sua cabeça que está mudando.

Por não estarem informados sobre essas transformações, inadvertidamente, os pais podem cobrar dos filhos o mesmo desempenho escolar das filhas. É uma cobrança injusta, porque eles não podem ser responsabilizados por um desenvolvimento biológico que lhes escapa ao controle e muito menos obedece à sua vontade.

O determinismo biológico vai sendo cumprido ao longo do tempo, o que não significa que os problemas psicológicos também sejam resolvidos. O que não for solucionado do ponto de vista psicológico vai se acumulando sobre as novas etapas e serve para complicá-las cada vez mais. Dificuldades escolares não resolvidas explodem na 5ª série. Mas explosão não significa resolução. Assim, o problema pode se perpetuar e, quanto mais desenvolvidos os púberes, mais dificuldade terão em solucionar o que não foi acertado em etapas anteriores, pois as novas forças já têm um encaminhamento certo. O problema antigo passa a ser simplesmente arrastado e, caso não seja atacado de frente, continua a consumir energias.

A inundação dos hormônios[*]

Parece que a 6ª série é um período de continuidade da 5ª série, como se o adolescente ainda estivesse se adaptando a essa segunda fase do ensino (o antigo ginásio, da 5ª à 8ª série do 1º grau). A grande virada vai acontecer no ano seguinte. Com 13 anos de idade, o rapazote é inundado pela *testosterona*, hormônio sexual masculino. Continua pouco mudado em termos de estatura, mas seu comportamento se altera radicalmente.

---

[*] Para mais detalhes, leia *Adolescência: O Despertar do Sexo*, Içami Tiba, Integrare Editora, 2007.

Irritável, agressivo, impulsivo, instável e *mal-humorado* são adjetivos que agora lhe caem como uma luva. É como se ele, incapaz de elaborar tamanha força que adquire, passasse a agir como se não tivesse cérebro. Em outras palavras: bateu, levou. Se alguém o provoca, principalmente irmãos menores e irmãs de qualquer idade, reage com o braço (e olha que sua força física também duplicou!).

*O garoto sente uma novidade
de sensações que nem sabe direito
como expressar e solta frases na mesma
velocidade com que solta socos.
A desobediência, o enfrentamento
e a transformação de desvantagens
em vantagens dão-lhe uma
nova identidade. É a mania de Deus:
a onipotência pubertária.*

Nesse período, o adolescente está se auto-afirmando. A referência infantil já não lhe serve mais. Os pais entram em desespero porque os métodos repressivos "educativos" até então usados deixam de funcionar. O tradicional beliscão debaixo da mesa, que o fazia calar-se ou até mesmo chorar, tem agora uma resposta afrontosa: "Não doeu!", dita em alto e bom som para que todos na casa escutem.

Todas as expectativas dos pais são aniquiladas. Para eles, isso é um prenúncio sombrio de um futuro delinqüente. "O que será da vida dele?", pergunta o casal. A mãe, culpada por natureza, faz comentários do tipo: "Onde foi que eu errei?" E o pai endurece: "Você é um garoto muito mimado. Vou lhe dar uma surra para você ver quem é que manda nesta casa". Geralmente, os pais se sentem atingidos na sua autoridade. E, de fato, esse é o objetivo do onipotente pubertário. Ele quer se auto-afirmar, custe o que custar, mesmo passando por cima dos "cadáveres" dos pais.

> *O onipotente pubertário está nascendo da família para caminhar para a sociedade, num parto muito peculiar: é ele que está expulsando o útero.*

A inundação hormonal nas meninas é representada pelo *estrogênio*. Muito diferente da testosterona, que produz alterações comportamentais semelhantes a uma disfunção cerebral mínima, do tipo epiléptica, o estrogênio torna as meninas mais sensíveis, aproximando-as dos pais, principalmente do pai, a quem dedica um carinho especial. Bilhetes de amor, quase diários, são caprichados, coloridos, cheios de coraçõezinhos desenhados, com as infalíveis frases: "Mamãe e papai, vocês são D+". Assim, de modo geral, a garotinha, neste aspecto, corresponde às expectativas dos pais, contrastando muito com o rapazinho.

Um professor sob medida

Quando ele não consegue estudar em casa, enfrenta a mãe, declarando ou comunicando: "Decidi repetir de ano!" Esse argumento é descaradamente utilizado para não se sentir desprestigiado por não conseguir aprender Matemática, por exemplo. Depois de tentar tudo, a já desesperançada mãe lança mão do último recurso: contrata um professor particular. Nem sempre funciona. Já observei casos de alunos que dormem em plena aula particular, individual, e muitos outros que "esquecem da aula" e não estão em casa quando o professor chega.

O interessante nesse período é que os garotos estão totalmente vidrados nos rapazes mais velhos. Não que sejam homossexuais. Longe disso! Aliás, vivem a pleno vapor sua homofobia. Mas invejam as conquistas dos mais velhos, seu poder de atrair as meninas, e ficam ansiosos para superar essa etapa que estão vivendo e chegar à seguinte. Então, o mais indicado seria os pais irem à escola para *contratar um aluno da 8ª série como professor particular do seu filho*. É o que mais dá resultado.

Os requisitos básicos desse professor são: ter bom ibope esportivo ou social com as meninas e não exibir notas extremamente altas. Existem alunos que não tiram 10 de propósito, para não serem considerados *nerds*. Em troca, ele vai ganhar um dinheirinho para seus gastos. É importante que os pais nunca chamem esse aluno de professor. É alguém que dá uma força para o filho deles. Ser chamado de professor diminui a auto-estima desses garotos, porque ser professor não é grande coisa nessa idade. Ser ídolo vale mais. E, provavelmente, a reação do aluno da 8ª série será a seguinte: "Quem é seu filho? Aquele pirralho ali? Tudo bem!"

A aula deve ser transformada num encontro regado a refrigerantes e sanduíches. Terá provavelmente meia hora de estudo e duas de papo. No entanto, essa meia hora vai render mais do que cinco horas no modelo tradicional. Não diminui seu filho, não diminui o garoto maior. Pelo contrário, o lucro é de todos. Mas é preciso tomar um cuidado muito grande para verificar se não paira nenhuma dúvida quanto ao comportamento do "professor" com relação a drogas. Pelo convívio, o "professor" passa também seus costumes e comportamentos ao "aluno".

As garotas não se rebelam tanto

Esse período de onipotência pubertária dos meninos coincide com uma etapa de maior amadurecimento das meninas, que a essa altura já tiveram a menarca e estão entrando na onipotência juvenil. Portanto, as meninas não são de fazer tanta oposição.

> *As garotas adolescentes vão à luta*
> *para realizar o que querem:*
> *movimentos de grupo, hostilidade*
> *aos colegas, admiração*
> *e aproximação dos rapazes*
> *do colegial, absoluta rejeição*
> *aos rapazes da classe.*

Essa etapa de suas vidas consome tanta energia que eventualmente elas poderiam até apresentar uma queda no rendimento escolar. Mas, em geral, não é o que acontece. Se as meninas tiverem problemas na 7ª série, será por outras questões, bem diferentes daquelas que causam turbulências na vida dos rapazes.

O risco das pressões

Pais "escolados", isto é, que fizeram seu currículo em uma determinada escola, pela qual têm respeito e afeição, querem que seus filhos também estudem ali. Alguns chegam a cometer exageros: assim que a criança nasce, já vão reservar a matrícula para dali a três ou quatro anos, porque essas escolas freqüentemente são concorridas. Os filhos pequenos têm muito orgulho em estudar na escola onde os pais estudaram. Portanto, é muito comum permanecerem ali até o final do 1º grau.

Na ocorrência de dificuldades escolares, essas crianças sofrem duas vezes: pela própria dificuldade e por estarem como que comprometendo a imagem da família perante a escola e, sobretudo, perante a pessoa que estudou ali (o pai, se foi um bom aluno, fica incomodado quando o filho não segue seu exemplo). Quando as expectativas paternas são grandes demais, chegam a prejudicar o desempenho dos estudantes já no 1º grau.

Que o filho estude só por obrigação é algo que não cabe nas expectativas dos pais. O desejo é que eles se dediquem aos estudos, e os maus agouros para os que não fazem isso são terríveis. A frase que mais martela na cabeça do filho é: "O que você vai ser quando crescer? Lixeiro? Ou estuda, ou trabalha. Não sustento vagabundo". Isso é terrível para a educação, porque o não estudar torna-se culposo para o adolescente e o não ir bem na escola numa matéria às vezes não se deve exclusivamente à falta de estudo.

> *Confundindo expectativas com exigências, certos pais querem que seus filhos tirem notas altas de qualquer jeito, por bem ou por mal.*

Na fase de oposição, é uma boa arma para os filhos não irem bem naquilo que os pais tanto desejam. Portanto, o jovem pode tomar como opção de vida parar de estudar para trabalhar, já que não está rendendo bem nos estudos. A ameaça voltou-se contra eles, pais, pois quando os filhos começam a trabalhar, o pouco que ganham, para eles, é muito. Confere autonomia psicológica e dá margem a um erro de avaliação de que agora são auto-suficientes, logo "ninguém manda em mim". A conta que esses filhos não fazem é quanto eles custam para a casa, que estão usando como pensão, na qualidade de moradia, restaurante e mordomia. Os pais que diziam não sustentar vagabundo agora têm que engolir um filho que não estuda, mas trabalha fazendo "bicos" por aí.

A liberdade do colegial

Ao entrar para o colegial, os filhos normalmente querem escolher a própria escola. Aos 15 anos, se nunca repetiram de ano, o movimento de mudança de escola pode representar muitas coisas: *o rompimento com a tradição familiar, a discordância com a ideologia escolar, o desejo de ir aonde seus amigos estão* (é o argumento mais comum) *e entrar numa escola com um currículo menos exigente* (é a causa mais verdadeira).

Analisemos caso por caso. O rompimento com a tradição familiar por meio da mudança de escola pode ser uma forma de quebrar o controle dos pais. A nova escola orienta-se mediante outros critérios psicopedagógicos, o que dá ao adolescente mais condição de "enrolar" os adultos. O rompimento em relação à escola geralmente é motivado por problemas pedagógicos de rendimento escolar e até de mau entrosamento. Quanto à causa mais freqüente, é que estão na idade de começar a se enturmar, de impor aos pais as próprias escolhas afetivas. E, finalmente, supondo que a outra escola seja mais fácil, é porque, nessa etapa, rapazes e moças têm muita coisa a fazer e pouco tempo para dedicar aos livros. Aí é que o estudo se torna pouco atraente.

Vale a pena acrescentar que, no caso do colegial, há escolas em que o sistema de freqüência às aulas é facultativo. Cabe ao aluno não atingir a cota reprovativa. Mas ele tem liberdade para ficar no pátio e sair da escola quando quiser. Existem colégios que oferecem inúmeras oportunidades para que o aluno não repita de ano. Como se a antiga segunda época tivesse sido transformada em recuperação de verão, com a chance de ter uma nova recuperação dessa recuperação de verão, partindo para uma dependência. Escolas mais tradicionais não admitem esse processo, e para não repetir de ano o estudante muda de colégio, é aprovado e faz dependência daquela matéria que o levaria à reprovação. Seja como for, a filosofia reinante no colegial ainda é estudar para passar de ano, ou seja, um sistema aprovativo.

O jovem revela um ótimo desempenho escolar quando faz a escolha do que quer estudar. Só que nem sempre lhe é dada essa liberdade. Faz parte da expectativa dos pais que os filhos cursem uma faculdade. Eles até aceitam que façam outros cursos, técnicos, por exemplo, quando não se saem bem na escola. Mas para o aluno que tem bom rendimento escolar fazer um curso técnico exige uma boa abertura dos pais. Alguns interpretam isso como um desperdício de uma boa carreira e profissão em troca da técnica de uma profissão. Para os pais, isso representa que o filho vai ser menos do que ele poderia. Talvez até seja verdade. Porém, às vezes, os pais esperam demais.

O importante é lembrar nessa hora que o mundo dá voltas. Se o jovem tiver realmente potencial, depois do técnico ele pode complementar seus estudos e entrar numa faculdade. Com isso, não quero dizer que ele vai vencer de qualquer jeito.

Se o jovem tiver potencial e for respeitada a sua escolha, vai vencer com mais facilidade do que se tivesse que superar a dificuldade de ter que enfrentar as expectativas paternas.

Um dos motivos pelos quais o 2º grau dá muito trabalho é porque os jovens são obrigados a estudar. Eles, que estão numa fase em que não querem ser obrigados a nada, se vêem na condição de ter que estudar, o que não lhes agrada nem um pouco. É praticamente impossível ao professor conseguir seduzir um aluno para estudar uma matéria que ele não queira. Antes, podia recorrer a prêmios, castigos, notas. Agora, nada disso adianta.

Apesar de os estudantes ainda precisarem dos responsáveis para assinar os documentos, já é de senso comum que os pais não tenham mais tanto acesso à vida escolar do 2º grau da mesma forma que tinham no 1º grau. Aliás, é bem interessante notar o fluxo dos pais ao longo dos anos escolares.

> *No* JARDIM-DA-INFÂNCIA, *tanto o pai quanto a mãe participam das reuniões escolares.*
> *No* PRIMÁRIO, *alguns pais já deixam de marcar presença.*
> *No* GINÁSIO, *o pai só vai até a escola em situações graves.*
> *No* COLEGIAL, *ainda mais raramente. Entretanto, as mães continuam participando de todas as reuniões.*
> *O curioso é que só volta a haver o fluxo de ambos os pais por ocasião do vestibular.*

Têm razão os pais que querem e até forçam seus filhos a estudarem o máximo que puderem, avançando na escolaridade. Uma pesquisa feita pelo IBGE, o PNDA 2002 (Pesquisa Nacional por Amostra de Domicílios), publicada na revista *Veja* de 6 de setembro de 2006, concluiu que:

- O SMM (salário médio mensal) de quem não tinha nenhuma educação formal era de R$ 300,00.
- O SMM de quem tinha ensino fundamental completo era de R$ 590,00 – 97% a mais que o anterior.
- O SMM de quem tinha ensino médio completo era de R$ 960,00 – 63% a mais que o anterior.
- O SMM de quem tinha ensino superior era de R$ 2.570,00 – 168% a mais que o anterior.
- O SMM de quem tinha pós-graduação era de R$ 3.890,00 – 51% a mais que o anterior.

5 Escolhendo os próprios rumos

Os pais de Filipe vibraram quando viram o nome do filho entre os aprovados em Direito na Universidade de São Paulo. Mas, antes de encerrar o primeiro ano do curso, Filipe tomou uma atitude que os deixou desesperados: sem mais nem menos, largou a faculdade. Agora, diz que quer fazer Psicologia. O pai, que seguiu a carreira universitária, impôs uma condição: ele tem de entrar na USP, porque não está disposto a pagar a PUC. A mãe, professora de colégio *estadual, compartilha essa opinião. Isso não é problema para o rapaz. Superdotado do jeito que ele é, sem dúvida entrará na USP. Já está até lendo as obras completas de Freud.*

Os pais o trouxeram para uma conversa comigo, um psiquiatra. Filipe estava em plena pesquisa de campo, trocando idéias com profissionais bem-sucedidos na área em que pretendia ingressar. Aliás, um dos riscos dessa pesquisa é só conversar com gente bem-sucedida. Por que não incluir também profissionais que fracassaram?

Durante o bate-papo, notei que Filipe não estava muito firme na sua escolha e pressionei. Daí, ele soltou: "Se eu não gostar da Psicologia, eu largo e vou tentar outra faculdade". Aí está o xis da questão. Esse filho foi criado a pão-de-ló. Sempre comeu na sala de jantar e nunca teve de pisar na cozinha. Não precisou arcar com nenhuma responsabilidade, sobretudo porque era um aluno brilhante, extremamente inteligente. Cursou escolas estaduais e entrou na USP. Porém, a sua imaturidade psicológica complica a sua escolha profissional. Como sempre conseguiu tudo o que quis, não tem paciência suficiente para esperar a colheita de frutos e suportar as cadeiras básicas de uma faculdade.

Estimulando-se com a leitura de Freud, é muito provável que desista da Psicologia quando começar a estudar Neurologia, Anatomia e outras áreas da Psicologia que compõem as disciplinas básicas. O que me surpreendeu bastante foi outro comentário: "Se eu gostar de Anatomia, largo a Psicologia e vou fazer Medicina". E é bem capaz que ele seja aprovado em Medicina na USP, onde o pai se formou. Isso não significa que esteja pronto para arcar com o peso de sua escolha. Está se guiando apenas pelos sonhos de uma profissão.

Enquanto esses sonhos eram realizados por meio do seu intelecto, todos ficavam felizes. Contudo, na hora em que começou a se esgueirar para o prazer maior, surgiram as preocupações. Ele sabia que precisava sair do colegial e não ficar mudando de uma escola para outra, experimentando faculdades diferentes.

Na saída, observei que o pai assumia uma postura de serviçal perante o filho. Mantinha-se encurvado, com os ombros caídos. O rapaz, ao contrário, estava ereto, com uma atitude de vencedor das lutas romanas. O pai era um pangaré, o filho, um puro-sangue. Esse rapaz se perdeu no sucesso, porque os fracassos sempre pesaram mais nas costas dos pais.

Comentei com os dois que o sucesso e a felicidade não dependiam somente do filho fazer o que gostava, mas também de lidar bem com as matérias de que não gostava. Não existe nada que seja totalmente prazeroso, como um "pacotão da alegria". No meio da alegria, sempre há algum dever, obrigação, compromisso, cobrança etc., como também não existe nada que seja somente sofrimento; sempre se pode tirar um aprendizado, um amadurecimento, uma capacitação melhor.

A difícil opção profissional

Ainda no colegial, os estudantes começam a enfrentar uma "barra", que é a decisão de que faculdade fazer, e se perguntam: Qual é a minha vocação? Quais as opções profissionais que tenho? Para as famílias mais estruturadas, de diálogo aberto, as escolhas são estudadas em conjunto. Não as afetivas, pois delas os pais têm pouca possibilidade de participação. Refiro-me à decisão quanto ao futuro profissional, que faz parte da convivência diária. Em geral, nessas famílias bem organizadas, os filhos já crescem mais bem orientados e os pais acabam aceitando tranqüilamente as decisões deles. Quando os pais não complicam, dificilmente os filhos fazem escolhas atrapalhadas.

Tais escolhas surgem quando os jovens supõem que poderão exercer uma atividade do jeito que eles a imaginam, sem conferir na prática. Dois exemplos clássicos: houve um tempo em que se inscreviam na faculdade de Oceanografia surfistas e outras pessoas que queriam apenas curtir o mar. Ao depararem com as matérias e todas as exigências curriculares, abandonavam o curso. Também há casos de guitarristas que optam pela faculdade de Música porque gostam de tocar determinado instrumento à sua maneira. Podem até ter talento, mas nenhuma metodologia. Ao entrar na faculdade, abandonam o gosto, porque a metodologia exige estudo, uma coisa que eles não querem encarar.

> *Quando os jovens confundem gosto com sobrevivência, isto é, querem só curtir os benefícios, sem arcar com os custos, as escolhas tendem a ser atrapalhadas.*

É como se estivessem diante de um mosaico de cores, mas o enxergassem apenas parcialmente. Desejam só uma cor, esquecendo-se das outras. Vista apenas de um ângulo, o do benefício, a escolha parece perfeita. Mas não é. Em geral, os jovens que só querem o benefício foram acostumados a esse esquema desde a infância: não fecharam o que abriram, não apagaram o que acenderam, nem consertaram o que quebraram. Nunca arrumaram as próprias bagunças.

A hora da decisão pode coincidir com o início do cursinho. Alguns incluem orientação profissional, ajudando o jovem a fazer uma escolha que ele já deveria ter feito. A propósito, a postura do aluno modifica-se completamente nessa fase. Se ele está cursando o 3º ano colegial ao mesmo tempo que o cursinho, é comum estudar em dois esquemas diferentes: para a escola, no sistema aprovativo; para o cursinho, no sistema competitivo. Alguns, inclusive, mudam para uma escola mais fraca no último ano do colégio, estudando o suficiente apenas para passar de ano, pegar o certificado e, assim, cumprir uma exigência burocrática sem a qual não poderão entrar na faculdade.

Nessa época do cursinho, até parece que os pais estão assistindo às aulas, participando dos simulados e sofrendo junto com o filho. É como se jogassem todas as fichas no vestibular. Se passar, o filho terá um "futuro garantido". O que os pais jamais esperam é que ele abandone a faculdade no 1º ano e retorne ao cursinho. Se isso acontece, entram em crise. Coitados dos pais? Coitado também do filho que entrou na faculdade.

Carreiras que dão ibope

Os pais esperam que os filhos optem por profissões dignas do ponto de vista deles. Querem que sejam médicos, engenheiros, escolham carreiras que prevêem um horário regular de trabalho e uma boa remuneração. Cabeleireiro, pintor e artista plástico são exemplos de profissões não dignas. Para os pais, a carreira artística não costuma ser aceita com tranqüilidade. Os bonitinhos da sociedade que querem ser atores, por exemplo, têm de lutar contra os pais para aparecer na TV. Eles até admitem que o façam por vaidade pessoal, não por profissão. Já nas camadas mais pobres, a carreira artística (modelo ou atriz) sinaliza a possibilidade de ascensão social.

Ao colocar suas expectativas, os pais nem sempre estão alertas para o fato de que o mundo está vivendo um enorme avanço tecnológico, principalmente nas áreas de comunicação e informática. Muitos técnicos que atuam nessas áreas estão bem mais realizados e ganhando melhor do que os que optaram por profissões tradicionais. Há muitas profissões novas que os pais desconhecem e, por esta razão, desvalorizam.

Quando o mercado está favorável, os filhos podem, ainda, abrir campos novos de trabalho sem ter de se restringir ao negócio do pai — se bem que a crise do final do século XX alterou essa possibilidade.

Atualmente, o adolescente tende a continuar no campo que os pais abriram.

Lembro-me do caso de um pai, dono de uma padaria, que sempre deu duro para o filho estudar. O rapaz cursou

Administração de Empresas para modernizar a padaria do pai e a transformou numa empresa multinacional. Isso não é um fracasso, mas um tremendo sucesso; portanto, não há razão para olhar o negócio do pai com demérito.

Situação diversa vivem aqueles filhos que grudam no pai. Não estudam e querem simplesmente continuar no negócio da família, vivendo à custa do que o pai conquistou. Estes querem viver como herdeiros, filhos de ricos que vivem da herança. Isto é muito diferente de fazer a empresa crescer, progredir, como filhos sucessores. Os pais ficam atentos para ver se o filho quer se encostar (herdeiros) ou tocar (sucessores). Geralmente, os bem formados querem tocar. O que acontece muito é uma preparação insuficiente dos filhos, que acabaram se acomodando na certeza de um trabalho no futuro, como assumir a empresa do pai. Isso pode ser visto nos dados recentes de que a grande maioria dos negócios familiares acaba ruindo na segunda geração.

Os pais podem ter um enorme peso na escolha profissional. Muitos filhos acabam assumindo negócios familiares por se sentirem na obrigação de honrar o esforço que o pai fez para "chegar aonde chegou". Outros acabam não tendo muita liberdade de escolha e, pressionados pelos sonhos e expectativas dos pais, acabam seguindo um caminho que os levará a ser o "profissional que o pai nunca conseguiu ser". Essa situação em geral envolve as carreiras mais tradicionais (medicina, direito, engenharia...) e não abrange as novas carreiras que vêm surgindo nos últimos anos e que, muitas vezes, fazem muito mais sentido para os filhos.

Manifestações iniciais da vontade

Na primeira infância, os filhos têm pouca condição de se manifestar na sua individualidade. E, se isso ocorrer, será de um modo ameno, já que eles dependem exclusivamente dos pais. Por volta dos 2 anos, a criança atravessa uma etapa importante de auto-afirmação, conhecida como a *fase do não*, em que pode recusar-se terminantemente a aceitar as propostas que não considera boas. Não importa se de fato são boas ou não, o que vale é o critério da criança. Quando diz que não quer comer ou não quer dormir é porque o critério psicológico nem sempre corresponde à realidade. Está gelada, o corpo arrepiado, pedindo agasalhos, mas não quer colocá-los. Está morrendo de vontade de fazer xixi, mas não vai.

Se as atitudes da criança são aceitas como um tempero no relacionamento mãe/filho, tudo passa. Quando se criam um campo de batalha e uma disputa de forças, a criança não reconhece até aonde pode ir, não adquire noção do próprio limite.

> *Mães e pais que aceitam a criança birrenta, sem instigá-la a ficar mais brava, superam tranqüilamente a fase do não, marcada por um exercício de auto-afirmação.*

Nenhuma criança, nessas circunstâncias, morre de frio ou de bexiga cheia. Mas a imposição de uma roupa pode transgredir de tal modo a manifestação de auto-afirmação a ponto de prejudicar o fortalecimento da sua personalidade.

Naturalmente, à medida que a criança cresce, a *fase do não* é vencida e cede lugar a outra mais sossegada. Isto, é claro, se ela superar essa etapa. Do contrário, estará formando uma personalidade frágil. Às vezes, são os próprios pais que dificultam essa passagem, impondo uma obediência cega (autoritarismo), de modo que a criança pode perpetuar as *birras que envergonham os adultos em shopping centers*. Por sinal, é muito raro os pais gostarem de filhos birrentos. Sonham sempre com crianças mais cordatas.

A birra é uma manifestação infantil de quem não está suportando a frustração de não conseguir o que quer.

É como se a personalidade da criança não agüentasse ficar sem o que deseja. A criança ainda não conta consigo mesma, isto é, não sabe que mesmo que ela não ganhe o que quer, irá sobreviver. Não suporta ficar sem o objeto em questão, porque ele passa a ser mais importante que qualquer outra coisa. Para os pais, pode não ter nenhuma importância. Mas para o filho é vital, como se nada mais valesse a pena.

A birra tanto pode ser uma manifestação saudável, quando a criança tem pais que nunca entendem o que ela quer, quanto inadequada, no caso de uma criança cujos pais sempre satisfizeram seus mínimos e desnecessários desejos.

Há pais que superofertam tudo que a própria vontade da criança não consegue absorver, tornando-a obesa de vontades: fica tão cheia de vontades que nem usufrui o que tem. Passa a viver em função da vontade de ter, e não de usufruir o que já ganhou. Pessoas obesas são assim: comem muito mais do que precisam.

A oposição declarada

O início da puberdade ocorre quando surge um movimento hormonal que modifica a criança tanto psicológica como fisicamente. Ela mesma passa a ser uma novidade para si própria.

> *O púbere busca uma nova identidade e procura se conhecer, como se despisse a identidade infantil e estivesse nu, exposto à família e à sociedade.*

As primeiras roupas que a criança usa são a da oposição e a da agressão, para sua auto-afirmação. Quanto menos ela contar com a própria força, tanto mais roupas prontas ela pode consumir. Quanto maior for a sua força interior, menos irá se escravizar pelo consumismo. Essa roupa pode ser representada pelo fanatismo esportivo ou musical, que se traduz não só na maneira de se vestir, mas também de se comportar. É como se a criança vestisse também um comportamento.

Assim, por exemplo, o rapaz começa a se vestir de um modo totalmente distinto da família, e esses trajes adquirem uma importância vital, uma vez que não se esgotam no tecido em si, mas carregam todo um significado. Se o traje está ligado a alguma filosofia, como *hippie* ou *punk*, ele veste também a filosofia. Se a troca de roupa for muito rápida, é porque ele não suportou o período necessário para escolher o próprio guarda-roupa.

A família, em geral, se veste em função da filosofia dos pais. Ao se despir desses trajes, o adolescente também procura se desvencilhar dessa filosofia. E, por não conseguir dar o tempo necessário para estabelecer as próprias escolhas, veste algo pronto, como se tivesse saído da família e entrado numa outra, com regras próprias: não toma banho, circula em determinados lugares, adota uma linguagem própria. Isso dá segurança, como o fato de fazer parte de uma torcida uniformizada.

A muleta tende a ser oposta ao traje familiar para acentuar a importância da individualidade. Quanto mais ele precisar se opor, tanto mais estará precisando vivenciar o segundo parto, expulsar essa família interiorizada.

*À medida que o púbere for
se fortalecendo internamente,
irá descobrindo que esse traje
pronto não tem nada a ver
e poderá partir para fazer
suas verdadeiras opções.*

Opções extravagantes

As famílias normalmente se chocam muito com esses comportamentos que consideram escandalosos. Os pais tendem a se relacionar e formar vínculos com outros casais com os quais têm uma certa identidade, uma proximidade geográfica, ideológica, social etc. O que costuma acontecer é que as famílias passam a se envergonhar do comportamento do filho perante os amigos, como se esse comportamento denunciasse que não souberam educar direito o próprio filho. O que eles pensam sobre os outros acham que os outros pensam a respeito deles.

Na própria família, esse jovem escandaloso é original. Só que, na rua, ele vai encontrar outros originais com os quais se torna uniformemente semelhante. A etapa da união por semelhança dura muito pouco. É uma *etapa de espelho*, de se comparar e medir, para depois novamente se destacar, como se fosse outra vez sair da turma de originais, e nessa saída pudesse encontrar seu equilíbrio ou entrar para outra turma.

> *Equilíbrio significa integrar a sua origem familiar ao seu presente e traçar uma perspectiva de futuro.*

Esse uniforme novo pode funcionar tal qual a birra dos 2 anos de idade: é como se, de outra maneira, ele não pudesse se posicionar no mundo. O que muda é apenas a linguagem utilizada. A criança birrenta que permaneceu assim pode superpor a essa nova identidade uma boa dose de birra. Ou seja, perpetuar um comportamento só porque os pais não o aceitam. Isso não deixa de ser uma forma de agressão. É uma força mal canalizada, porque em vez de aplicá-la no seu equilíbrio, passa para o exagero de sua defesa.

Pais que foram intolerantes com a birra freqüentemente também o são com essa "extravagância". Na luta das duas gerações, os pais acabam levando desvantagem, porque nesse ponto os filhos estão mobilizando todas as suas energias para se auto-afirmarem. Quem e o que for contra essa auto-afirmação são considerados seus inimigos, portanto, alvo de suas negações e agressões.

Os pais querem que o filho não seja extravagante também para o bem dele e, implicitamente, para o seu. Portanto, ficam divididos na sua posição. Uma parte dessa divisão se soma à força de auto-afirmação dos adolescentes. Assim, eles contam com sua força e mais um tanto da proteção dos pais. E os pais, com metade de suas forças, lutam pela adequação (obediência) do jovem, tentando, no fundo, justificar que é para o bem dele. São comuns observações do tipo: "Quem vai gostar de você assim? Desse jeito, você não vai conseguir nada. Vão dizer que é malandro, traficante, drogado".

Se antes os pais conseguiam reprimir uma birra, é bem provável que agora não consigam fazer o mesmo com o filho escandaloso. Diante dessas tentativas, os adolescentes demonstram uma necessidade maior da muleta e permanecem mais tempo com ela.

> As interferências dos pais no jeito
> de ser do adolescente são sentidas
> como uma diminuição de
> sua individualidade,
> uma redução à infância.

Nessa idade, os filhos muitas vezes retrucam com uma resposta cruel: *"Não pedi para nascer"*. É uma crueldade porque os adolescentes estão jogando todas as fichas num único comportamento, enquanto seus pais jogam várias fichas em várias frentes. Desse modo, as gerações assumem posições bem distintas e radicais perante o conflito.

Mas os pais podem estar certos dos sentimentos de pais. Se estiverem tranquilos com esse sentimento, essa certeza irá resistir a qualquer conflito. Em outras palavras, isso significa: "Eu gosto de você, mas não aceito que você faça determinadas coisas". O filho que se sente amado não necessita de uma muleta tão forte.

Como lidar com elas

A evolução dessas extravagâncias ou escândalos vai depender da base sobre a qual ela se apóia.

> A base para o adolescente é
> a vida pregressa dos pais,
> a vida conjugal e familiar.

Existem casos em que a mãe é do tipo "perua" e o pai, um conservador. No começo, essas diferenças são meio camufladas e, por meio da convivência, passam a aparecer. Com a chegada dos filhos, então, podem se tornar ainda mais evidentes. E cada um vai puxar para si a tarefa de educação dos filhos. Se a criança se tornar partidária de um dos lados, receberá a aliança de um dos pais para entrar em conflito contra o outro. Ou seja, o filho pode estar representando de juiz a troféu. Juiz, quando colocado no meio, para decidir quem tem razão. Troféu, quando passa a ser seduzido para ter a mesma idéia.

Dependendo da base, portanto, o adolescente vai em frente. A evolução dependerá do fato de ser alimentado nisso, ou não. Cada vez que for respeitado, diminui a necessidade da muleta. Os pais não têm obrigação de aceitar e podem muito bem expressar essa insatisfação: *"Não aceitamos você de piercing. Queremos você, mas não o piercing"*. O que importa é que o *piercing* é passageiro.

O verdadeiro rolo se dá quando se fala em tatuagem, tida ainda como algo definitivo. Nos arroubos da juventude, pode até ficar bem, mas os pais fazem uma projeção sobre ela – coisa que os adolescentes dificilmente fazem – e imaginam um velho com aquela tatuagem jovem. Aí, a briga é maior. Se bem que a conotação social em torno da tatuagem mudou bastante nestes últimos anos. Participei de uma reunião em que a filha, de 16 anos, estava escandalizada com a mãe, de 41, que queria fazer mais uma tatuagem pequena, bonitinha, talvez uma flor. E estava certa de que a nova marca em nada iria interferir no seu comportamento; afinal, já tinha sete tatuagens. O cuidado da filha para com a mãe mais parecia cuidado de mãe para com a filha.

Hoje em dia, não são mais tão válidos os critérios utilizados para avaliação de *piercings* e tatuagens, porque conta mais o senso estético do que o valor moral. No caso das tatuagens, elas passaram a ser bem-feitas, há uma grande variedade de modelos, tamanhos e cores, e os locais escolhidos para abrigá-las são também uniformemente originais, além de que a dermatologia já tem meios de eliminá-las (mesmo que de forma ainda agressiva para a pele).

O mais macho dos homens pode usar *piercing* e a mais feminina das mulheres pode ser tatuada. Não é mais coisa de afeminado nem de prostituta como era décadas atrás.

A perpetuação dessas extravagâncias tem muito a ver com a gratificação recebida. Se o adolescente lucrou com isso, vai continuar agindo assim. Se teve prejuízo, vai parar. Quanto aos lucros, se pretendia chocar os pais, é lucrativo que os dois fiquem chocados. Se os pais demonstrarem o choque, mas continuarem aceitando o filho, o objetivo já foi atingido. Não há por que insistir. Fazerem de conta que não perceberam costuma ser o pior remédio. O jovem pode exagerar na dose até os pais perceberem. Castigá-lo para reprimir talvez também não funcione, porque sua auto-estima pode estar sendo alimentada pelo estoicismo de agüentar o castigo.

O namoro com tipos estranhos

Quando não consegue ser extravagante por si só, a pessoa pode unir-se a outra extravagante e aparecer em casa com os tipos mais esquisitos. As meninas, sobretudo, ficam adotando afetivamente os *problemáticos*. Os rapazes bonzinhos podem se apaixonar pelas garotas escandalosas. É como se eles vestissem a mesma roupa do namorado. E passam a desafiar os pais por meio de suas escolhas, enrustidas sob o nome de amor.

> *O critério para se julgar as*
> *"más companhias", na realidade,*
> *é dos pais, porque para o filho*
> *as suas companhias são boas.*
> *O filho não deve estar nada bem*
> *para que a "má companhia"*
> *lhe seja assim tão boa.*

6. As muitas versões do sucesso

Participando de uma reunião de pais, pude confirmar o óbvio: todos eles são unânimes em desejar que o filho tenha muito sucesso no futuro. O que muda é a visão do que seja esse sucesso. Para alguns, pode ser apenas dinheiro suficiente para pagar as contas e ter um ou outro conforto, como um carro estacionado na garagem. Para outros, sucesso significa ter muito dinheiro, *status* e posição social.

Neste capítulo, resolvi apresentar tipos de pais que venceram ou não na vida, para mostrar como o próprio modelo de vida que adotaram interfere nas expectativas que alimentam em relação ao sucesso do filho.

Pais que venceram na vida

Suas origens quase sempre são pobres e humildes, tanto do ponto de vista econômico como cultural. Eles não vêm de famílias tradicionais, com sobrenomes conhecidos. Mas, por meio de um grande empenho pessoal e de um ótimo senso de oportunidade, foram adquirindo experiência de vida, lucros econômicos, em paralelo algum *status*, e prosperaram. Essas pessoas batalharam tanto para vencer que se descuidaram do lado cultural, ou melhor, nem tiveram tempo para pensar nisso. Alguns poucos chegaram a estudar tardiamente e concluir uma faculdade. A maioria deixou essa tarefa para os filhos.

Pais que venceram na vida podem ser comparados aos imigrantes que vão desbravar uma terra desconhecida e estabelecer-se, seja no mato, seja na sociedade. Está embutido na filosofia do imigrante o conhecimento de que ele vai fazer parte de uma geração sacrificada. Vai ter de conquistar espaço para levantar sua casa, seja derrubando árvores, seja comprando um terreno num canto qualquer.

Estes pais não medem esforços porque já colocaram na cabeça que os grandes beneficiários de todas as suas lutas serão os filhos. Os filhos poderão ter o que lhes faltou: cultura e educação.

Há três tipos básicos de pais que venceram na vida:

TIPO 1: PAIS QUE JOGAM A SEMENTE SOB A PRÓPRIA COPA

Márcia nasceu numa família de imigrantes coreanos cujos pais batalharam muito, chegando a trabalhar até 18 horas por dia para conquistar seu patrimônio. Lutaram bastante para sobreviver, implantar a própria casa e se adaptar à cultura brasileira. Tiveram um casal de filhos que, segundo eles, tinham de ser profissionais liberais, de preferência seguir a carreira de médico e engenheiro. O mais velho, do sexo masculino, entrou na Escola Politécnica da Universidade de São Paulo para cursar Engenharia. Abandonou a faculdade dois anos depois e foi fazer Odontologia. Márcia, a segunda filha, foi aprovada no curso de Estatística da Unicamp. Mas não pôde cursar a faculdade. Desde quando uma mulher fica fora de casa para estudar? E, pior, a família preferia que ela escolhesse algo na área de Biologia. Márcia preferia exatas. Agora, está fazendo cursinho novamente e não tem a menor idéia de que carreira seguir.

 Procurou terapia porque apresenta problemas de bulimia, doença que nada mais é do que a expressão da dinâmica familiar. Houve motivos muito mais graves para a família procurar auxílio antes. Márcia já foi ameaçada pelo pai com um revólver na nuca para dizer as coisas que ele queria ouvir. Chegou a tentar o suicídio. Mas, na inversão de valores daquela família, o que realmente importava era a relação da filha com a comida. Seus pais, que não falam português direito até hoje, deram do bom e do melhor aos filhos. Matricularam o casal numa escola particular de renome. E, assim, estavam determinando a maneira como ambos teriam que vencer na vida: cumprindo as expectativas dos pais.

Nada mais natural do que desejar que os filhos vençam na vida. Bons pais oferecem o melhor que está a seu alcance: boa escola, alimentos, cuidados médicos.

> *O erro é querer determinar
> o que é melhor para o filho.*

Os pais que agem desse modo não o fazem por falta de amor, mas sim por acreditar que a sua experiência de vida ensinou-os a distinguir o que é melhor. É um erro de amor, mas não deixa de ser um erro.

Pais que venceram na vida são como árvores frondosas. Nesse caso, porém, elas cresceram tanto que absorveram todo o sol. Portanto, suas sementes são lançadas embaixo da sua grande copa e nascem protegidas da luz. Esses pais que venceram na vida à custa de tanto esforço adquirem uma sensação de poder que os autoriza a arbitrar sobre a vida das pessoas que estão sob sua dependência. Como se a verdade estivesse sempre com eles: *sabem o que é melhor para o filho, escolhem para ele a profissão mais adequada.* Tal "saber" é antes um produto de desejo e exigência dos pais do que um real conhecimento. "Sabem" o que é vencer na vida, baseados na própria experiência. Quanto aos filhos, são obrigados a fazer várias adaptações para sobreviver sob essa copa. O interessante é que esses pais costumam esquecer que contrariaram os próprios pais, imigrando um dia. Talvez hoje os pais idosos tenham orgulho deles, ao constatarem que venceram. Provavelmente, na época da decisão de mudar de rumo, tenham tachado o filho de rebelde e insubordinado, por aceitar outro destino que não o que tencionavam dar a ele, também achando que fosse o melhor.

Assim, esses pais foram os primeiros a romper uma linha de educação na qual os pais sabem o que é melhor para o filho, procurando fazer valer suas escolhas e sonhos. E, de repente, os próprios filhos não podem fazer o que eles fizeram. Feliz ou infelizmente, hoje em dia isso já não acontece tanto. Árvores frondosas que jogam as sementes embaixo das próprias copas acabam criando filhos muito frágeis.

TIPO 2: PAIS QUE LANÇAM
A SEMENTE LONGE

Observa-se um fato interessante na natureza: *árvores frondosas silvestres nunca lançam a semente na base dos seus pés*. Alguns pais que venceram na vida fazem o mesmo com os filhos: jogam a semente longe para que eles venham a se transformar em árvores frondosas. O que os inspira a fazer isso é também o amor que leva os pais do tipo anterior a conservar a semente sob sua copa. O amor é o mesmo. A atitude é que é diferente.

No entanto, mesmo tendo o filho fora de sua copa, os pais ainda podem agir como se ele vivesse à sombra dos seus galhos. Pagam apartamento, dão carro e dinheiro. Embora geograficamente distantes, ainda determinam o que é bom ou não para o filho. Outros pais oferecem o mínimo necessário para a sobrevivência e deixam que o filho aprenda de fato a se virar. Essa medida pode dar resultado se o filho entender a intenção embutida nesse gesto e estiver disposto a criar o próprio caminho. No entanto, há o perigo de sentir-se rejeitado ou marcado por isso.

Um exemplo bastante comum é o do pai que se tornou empresário, mas deseja que o filho comece na própria empresa, sem nenhum vínculo de filho. O pai quer que inicie nos escalões mais baixos, trabalhando como *office-boy*, para ir galgando aos poucos os degraus do organograma funcional. Em outras palavras, é como se o pai estivesse dizendo: "Eu já fiz tudo isso. É bom para o meu filho fazer também". Nesse caso, joga longe a semente e determina o caminho. Há filhos que aproveitam, outros não. Em geral, quem não aproveita são os filhos nobres, que se recusam a se misturar com os outros. Nobre não pode conviver com os pobres. E, de fato, entre os funcionários, ele vai ser sempre visto como filho do dono. Não adianta o pai querer negar. Talvez o mais proveitoso para ambos fosse o pai colocá-lo na empresa de algum conhecido. Assim, poderia começar, de fato, de baixo para cima, sem ter de conviver com o rótulo de filho do dono.

O sofrimento da mãe nesses casos é ter de carregar as queixas do pai contra o filho, que vê como um folgado, pouco estimulado pelo trabalho. O filho, por sua vez, reclama que o pai não lhe dá a menor bola.

TIPO 3: PAIS QUE DEIXAM O FILHO ENCONTRAR SEU CAMINHO

Marcelo é filho de um sujeito que não venceu na vida e neto de um imigrante muito bem-sucedido. O avô tinha um raro talento de transformar tudo em dinheiro. Chegou ao Brasil com alguns trocados no bolso e acabou erguendo uma das maiores potências nacionais. Foi uma árvore de copa tão gigantesca que à sua sombra nem os próprios filhos cresceram. Nenhum prosperou. Marcelo resolveu tocar um dos ramos do negócio comandado pelo pai. Como o pai era uma pessoa fragilizada, ele teve de ser o lado forte. Assim que se sentiu realizado nesse ramo, decidiu partir para algo novo. Recém-casado, resolveu largar tudo para estudar durante dois anos no exterior, o que, segundo ele, alavancaria a nova etapa de sua vida. O pai de Marcelo não opôs resistência. Deu a ele todas as possibilidades, em contraposição ao próprio pai, que massacrou suas escolhas. Agora, de volta ao Brasil, Marcelo está investindo num campo novo, está no caminho de ser um novo imigrante numa área ainda não desbravada pelos seus antecessores.

Há pais que venceram na vida e não barram a iniciativa de o filho vencer por conta própria. Estes pais oferecem dinheiro, estudo, dando condições para que toque a vida lá fora e possa trilhar seus caminhos, com uma certa independência da dinâmica da casa. Um detalhe: nada impede que isso aconteça mesmo com o filho contando com a ajuda financeira dos pais para a sobrevivência. Pelo menos, até poder garantir a própria sobrevivência financeira. Os pais precisam ter em mente que podem colocar caminhos, sim, para os seus filhos. Mas que esses caminhos de vida não devem ser tão lineares. Estão sujeitos às influências mais variadas das pessoas, do meio, da época.

Pai rico, filho nobre, neto pobre

> *Pais que venceram na vida cometem um erro fundamental na educação dos filhos, quando os tratam como se fossem ricos também, fazendo deles nobres.*

Uma vez que os filhos posam como se fossem ricos, tal qual os pais, ficam muito abusados, sentem-se detentores de grande autoridade e poder, mas na verdade não passam de posseiros numa área que não lhes pertence. Os pais fazem questão de que recebam educação e refinamento. Foi o que lhes faltou quando estavam ocupados demais em trabalhar para constituir seu patrimônio. Portanto, *a nobreza é o complemento da riqueza*, ou seja, os pais se realizam por meio do filho nessa complementação. E o filho, que não conquistou nada, apenas recebe dos pais a seguinte mensagem: "Para você, basta ser nobre, ter do bom e do melhor".

Porém, não adianta o jovem receber um diploma de médico, se não cursou uma faculdade. Da mesma forma, não adianta receber um título de nobreza, se não o conquistou, porque os nobres também têm despesas. Alguém vai ter de sustentar o seu luxo. Se, na educação, os pais transmitirem ao filho a noção de que lhe cabe usufruir a nobreza, ele não estará nem um pouco preparado para se sustentar. E, muito provavelmente, nem chegue a se preocupar com isso. Continuará vivendo na nobreza à custa do pai vivo, ou, caso este esteja morto, à custa da herança, até liquidar o último centavo.

Não é obrigatório que o filho de rico seja sempre nobre. Basta que os pais estabeleçam com a criança uma relação custo/benefício, nos critérios do próprio filho, quer dizer, o filho vai ter de arcar com as conseqüências de tudo o que fizer.

> O que estraga uma criança,
> ao longo de todo o seu processo de
> desenvolvimento, é a sensação da falta
> de limites do que ela pode.

Pais nobres não sabem educar. Sabem antes receber e usufruir. Tanto que vão gastando a riqueza do pai vivo ou já falecido. Quando chega a vez do próprio filho, já não sobra quase nada. Assim fica a terceira geração: os netos pobres. O interessante é que geralmente esse filho pobre começa a lutar tendo o pai como um antimodelo, enquanto se espelha no exemplo do avô.

Assim como os demais, os pais nobres também querem que o filho vença na vida, mas não têm força para empurrá-lo nessa direção: não podem garantir a ele a melhor escola, uma alimentação saudável, ótimos cuidados médicos. O neto pobre, embora tenha vivido sempre em sala de visitas, nunca teve nada do pai. Não herdou a mesma condição financeira favorável que os pais receberam dos avós. Quando atinge a adolescência, é muito comum os pais estarem vivendo de aparências e os filhos, comendo mal e enfrentando vários sacrifícios e privações para manter a nobreza paterna.

> *Os nobres podem destruir duas gerações, além da própria: a do seu pai e a do filho.*

Conheci um sujeito, criado como nobre, que se casou com uma mulher rica. Ainda vivendo como nobre na idade adulta, ele não conseguiu assumir a família e foi abandonado pela esposa. Atualmente esse nobre, na faixa dos 40 anos, mora com o pai viúvo, que arca com todas as suas despesas. Para o social, ele leva uma vida de nobre: joga golfe, tem carro importado, viaja freqüentemente ao exterior. Mas não dispõe sequer de um centavo para dar de mesada aos filhos, que ficaram com a mãe.

Um deles, adolescente, foi trazido à terapia porque não estudava, não fazia nada. Achava que tinha direito a tudo, sem nenhum tipo de compromisso ou responsabilidade. Nem o supletivo cursou direito. Os trabalhos ocasionais que familiares da mãe lhe ofereciam não passavam de estágios de vida. Era um adolescente nobre e ponto.

Uma vez trabalhada psicologicamente a nobreza desse garoto, ele acordou. Percebeu que, se não traçasse um caminho para sua vida, acabaria como o pai, numa vergonhosa situação de extrema dependência dos outros. Quando começou a readquirir a própria identidade, desvencilhou-se da história da família paterna e começou a produzir. Fez do pai seu antimodelo de vida. Arregaçou as mangas e colocou um desafio para si mesmo: atingir a meta de 2 bilhões de dólares. Pode parecer apenas um sonho. Mas, se quiser, ele sabe que pode conseguir muito mais do que o pai.

Pretende aplicar boa parte do seu primeiro salário como vendedor de uma loja de automóveis. O restante deixará para seus prazeres. No íntimo, ele entende que se continuar trabalhando só como empregado não vai atingir a meta. Quer bolar algo novo, um sistema que permita alcançá-la, e já está trabalhando nesse sentido. Enquanto isso, nem ousa mostrar seu holerite ao pai, temendo que ele lhe peça algum dinheiro emprestado.

"Filho rico" e "filho de rico"

Há uma diferença básica entre esses dois tipos, que vai ser determinada pela educação que recebem.

> Os filhos de rico usam o
> poder político, econômico e cultural
> dos pais para se safarem do
> que aprontaram.
> Os filhos ricos são aqueles que
> se fazem e se safam à própria
> custa, sem recorrer ao nome do
> "santo e rico pai".

Filhos de rico nem sempre precisam estudar. Os pais dão um jeito de eles passarem de ano. Ao serem pegos envolvidos em contravenções, os pais "quebram o galho". Se não prestam atenção na aula, contratam um professor particular. Filho de rico despreza o valor material de seus objetos, de modo que não toma os devidos cuidados para preservá-los. Se quebra algum, exige outro e os pais compram. Eles sempre compraram tudo o que os filhos quiseram. Na verdade, *os filhos de pais ricos são filhos nobres* que, muitas vezes, têm a convicção de que "vencerão" na vida. A realidade tem demonstrado que acabam não "vencendo".

Filhos ricos são aqueles que têm na sua auto-estima força para assumir tudo o que fizeram e/ou "aprontaram". Evitam todo tipo de contravenção, pois sabem que terão de pagar por seus atos. Se não prestaram atenção na aula, pedem para um amigo da classe lhes dar uma força, porque os pais não arrumam professor particular a torto e a direito. Valorizam ao máximo seus pertences, não por egoísmo, mas por terem noção do valor deles. Estes costumam suportar muito mais as frustrações do que os filhos de rico. Aliás, são justamente essas frustrações que os tornam mais aptos a vencer na vida, e as suas superações lhes aumentam e fortalecem a auto-estima.

Superando a pobreza

Quando os pais vivem de forma humilde, com poucos bens, tendo que ganhar o sustento no suor de cada dia, a situação é diferente das demais citadas anteriormente.

Há pais que, apesar da situação financeira difícil, têm a clareza de que, para que os filhos vençam na vida, é necessário, acima de tudo, capacitá-los. O conhecimento e a capacitação, que muitas vezes não tiveram, lhes darão condições de lutar por um crescimento no mundo competitivo de hoje. Nestes casos, os filhos presenciam a luta diária dos pais e são cobrados para que cumpram a sua parte, dedicando-se aos estudos e outros cursos.

Esses são os filhos que terão maiores chances de crescer na vida, terão chances de superar a situação difícil vivida por sua família. É claro que isso não é tudo para que se alcance sucesso, mas são as ferramentas básicas e necessárias. Dependerá do filho, também, o saber aproveitar e buscar oportunidades, lutar e ter determinação.

Porém, há pais que, além da situação financeira desfavorável, são também muito ignorantes (em termos de conhecimento). O grande risco para este tipo de pai é exercer o autoritarismo em vez da autoridade. Obriga o filho a trabalhar, mesmo que isso sacrifique os estudos.

O pai que tem autoridade é aquele que sabe se manter em sua posição, consegue respeito e, muitas vezes, admiração do próprio filho. A obediência acontece por respeito. Já os pais autoritários são aqueles que conseguem a obediência dos filhos por meio do medo e, muitas vezes, até mesmo da agressão. Estes são os pais que perpetuam a pobreza, pois, na maioria das vezes, exigem que os filhos trabalhem, assumam parte das despesas da casa, impedindo assim que estes se preparem para que possam buscar um futuro mais promissor. Esses pais tolhem qualquer possibilidade de crescimento dos filhos. Valeria muito a pena que eles encontrassem uma alternativa melhor para os filhos, permitindo, assim, que estudassem, ou obrigando-os a isso, ou que fizessem um curso técnico, ou até mesmo um estágio diferenciado, em que pudessem abrir novos caminhos. Porque, se de um lado muitos ricos estão empobrecendo, muitos filhos de pobres bem preparados estão enriquecendo. O dinheiro muda de mãos. Além de não agüentar desaforos, ele exige conhecimento para saber administrá-lo.

O grande retorno

Nossa sociedade atual tornou-se pouco propícia à germinação de sementes, com tamanha força e velocidade de crescimento como acontecia há três décadas. Com isso, observa-se que diversas sementes foram longe e acabaram voltando para perto da grande copa. Muitos herdeiros diminuíram bastante suas aspirações pessoais para tentar conservar o que o pai já conquistou. Antigamente, o filho de um sapateiro, sapateiro seria. Há três décadas, ele saía de casa para virar um empresário de sucesso. Hoje, ele está estudando Administração para melhor tomar conta da sapataria.

*A vida é um
processo dinâmico.
As oportunidades
servem para quem estiver
preparado a agarrá-las.*

Atualmente, as oportunidades são menores e mais difíceis que há três décadas. Mas, neste momento, a criatividade, a competência e o empreendedorismo pessoal levam o indivíduo a descobrir novos caminhos e produtos, a se atualizar com os avanços tecnológicos e a se flexibilizar para sobressair-se e adequar-se a este mundo. Isso é vencer na vida. Logo, todos nós temos chances.

# 7. As armadilhas do fracasso

As interpretações do que é "não vencer na vida" também são bastante subjetivas e dependem das aspirações de cada casal em particular. O fracasso engloba tanto a falência de um negócio, que acabou colocando a família na ruína, quanto a angustiante sensação de estar executando um serviço mal pago e rotineiro. No entanto, há chefes de família que se sentem bem desempenhando esse tipo de tarefa, desde que consigam arcar com as despesas da família.

De qualquer modo, entre os pais que não venceram na vida, podem ser apontados dois grupos distintos: os que não estudaram e os que tiveram estudo.

Pais que não estudaram e não venceram

Pessoas que não puderam estudar, seja lá por que razão for, costumam ter origem humilde e até carregar um certo complexo íntimo de inferioridade por saber que não estudaram, quando, no fundo, saber que não se sabe é uma grande sabedoria. Essa *sensação de inferioridade* em relação a quem estuda acompanha essas pessoas desde a infância. Elas até já estão acostumadas. Fica uma espécie de humildade que é quase subserviência, e isso lhes confere uma posição de vida mais fragilizada. É a cultura influindo na formação da personalidade.

Em geral, quem não estudou vive numa condição socioeconômica desfavorável e acaba escolhendo uma parceira também desse meio. Pela seqüência natural da vida, o passo seguinte são os filhos. Se não tiverem uma crença religiosa, as pessoas ficam sem ponto de apoio para a sua afirmação, que pode ser representada por um emprego garantido, mesmo que mal pago. Tendo uma *religião*, sua posição perante a vida já dá uma boa melhorada, porque se identificam com a crença. E as que acreditam com mais facilidade são aquelas que aceitam naturalmente a existência de Deus e praticam a religião com mais afinco. Essa vivência pode incutir nelas valores de honestidade e justiça pelos quais regem a sua vida. A pessoa tende a se tornar ainda mais pobre quando não tem crença.

Que tipo de expectativa esses pais têm em relação aos filhos? Que estes possam ajudá-los com as despesas no presente e que, no futuro, garantam sua velhice. Houve épocas em que a preferência por filhos do sexo masculino era nítida. De dez anos para cá, isso mudou, porque as filhas também estão ganhando o mercado de trabalho. O sonho de muitas mães é que fiquem famosas como *cantoras* ou *top models*, o que possibilita uma ascensão glamurosa e a conquista de muito dinheiro.

O que mobiliza esses pais a investir nos filhos é que estes passam a ser um bem. Sem condição de trabalhar o bastante e crescer para se proteger na velhice, eles se garantem por meio dos filhos. A grande expectativa, portanto, com a chegada das crianças é o aumento da mão-de-obra. Talvez este seja um dos motivos do grande número de filhos nessa camada, mais até do que o desconhecimento de contraceptivos.

> *Se para o casal culto o filho representa uma realização e a sensação de continuidade a partir do ponto em que se está, o casal sem estudo precisa do filho como um investimento que vai trazer retorno a longo prazo.*

O nascimento das crianças coloca os pais subitamente numa posição que nunca ocuparam antes na vida, de autoridade. Sempre tão submissos, como pais passam a ser responsáveis e poderosos sobre os filhos pequenos. Cabe a eles a educação, os cuidados com a saúde e a higiene. O filho devolve ao adulto a posição de autoridade perdida com o tempo. Muitos se aproveitam da situação e se tornam verdadeiros déspotas, tratando os filhos como escravos. Esse abuso de poder fica muito evidenciado nos abusos físicos, sexuais e psicológicos que chegam a acontecer, não raro com a conivência da esposa. Afinal, "filho tem de fazer o que o pai acha que deve ser feito".

Enquanto pequenas, as crianças têm nos pais verdadeiros mestres. Como platéia cativa, querem aprender sempre com eles. Alimentam a idéia de que o pai é um ídolo. Isso aumenta a sensação de poder dos adultos. E, a partir desse momento, eles podem começar a alimentar o sonho de ver seu filho vencedor. Desse modo, podem começar a achar importante o estudo e se esforçar para que o filho freqüente uma escola.

Só não quer que o filho estude quem abusa do poder, pois teme ser superado pela criança. O filho vira uma ameaça. O pai insiste para que ele traga logo dinheiro para casa, armando uma rivalidade para que conserve o poder de pai. Só que também isso está em jogo no futuro; afinal, quem ganhar mais vai mandar na família. E, caso seja o filho, o pai está fadado a perder a autoridade. O principal valor implícito nessa cultura é *quem ganha mais vale mais e/ou fala mais alto*.

Aqueles pais que seguem uma religião, por exemplo, tendem a se tornar autoridade, porém respeitando mais os filhos. Então, fazem força para que estes estudem. Não há competição com a criança. Eles têm uma segurança interna de que o filho não vai ameaçar-lhes a autoridade. Ao mesmo tempo, enxergam-no como verdadeiro discípulo, que pode começar a produzir alguma coisa o mais cedo possível. Se o valor principal for o trabalho, querem que trabalhe logo. Se for a religião, que vá à igreja. Raramente *"desperdiçam o filho"*. Isto é, não aceitam que fique em casa sem fazer nada. De modo geral, essas crianças entram para o mercado de trabalho mais cedo e se dedicam bastante. No extremo oposto, estão aqueles que caem na marginalidade.

> *É preciso que haja uma certa tradição (familiar ou cultural) para que a família seja levada a crer que vale a pena estudar.*

Nas propriedades rurais, há pais que ainda perguntam: "Mas para quê?" Quando recebem um pouco mais de informação, começam a achar o estudo importante. Por sinal, atualmente o êxodo rural acontece não só por motivo de trabalho, mas também para o filho estudar. Aquele hábito de o imigrante mandar o filho estudar na cidade agora se repete com as populações do campo. O fato é que ninguém está imune à informação.

O critério "não vencer na vida é de foro íntimo". Cada pai pode carregá-lo ou não. Alguns se realizam sentindo-se honestos e cumpridores de suas tarefas, ainda que tendo ganhos simples e humildes e pouco ou nenhum acesso a conquistas.

> *O problema são os pais não realizados que esperam que os filhos cumpram a tarefa de satisfazê-los ou de ajudá-los a se satisfazer.*

Pais que estudaram e fracassaram

Na concepção de fracasso, os que mais sofrem são os que estudaram, tiraram um diploma universitário e não exerceram a profissão. Mudaram de ramo. É o médico administrador, o arquiteto artista de teatro, o engenheiro que vira comerciante. Num mercado saturado de trabalhadores, cada um tem que agarrar com unhas e dentes as oportunidades que surgirem. É uma questão de sobrevivência. Pode a pessoa pensar que foi um desperdício ter feito uma faculdade, mas pode ser também que graças à faculdade conseguiu este trabalho. Os conhecimentos adquiridos na faculdade podem ser aplicados em outras áreas, e com isso cria-se uma nova função. Há palestrantes famosos que usam seus conhecimentos médicos para tornar mais acessível a sua explicação sobre a vida, sobre o mundo corporativo.

Muitas vezes, isso passa a ser engolido mais facilmente sob o rótulo da crise socioeconômica vigente no país, o que atenua bastante essa não-realização, isto é, não trabalhar na área para a qual se formou. Em geral, esses pais, quando têm filhos, ficam muito preocupados em relação à opção que estes vão fazer no vestibular. Além do que, agora, terão de arcar com os custos da faculdade.

Por amor aos filhos, os pais não querem que a mesma história se repita com eles.

Eles transmitem a idéia da importância de se fazer a opção correta. São mais abertos a mercados novos. Não impõem verdades, como o médico que insiste para que o filho siga seus passos, porque o mercado está garantido para ele. Doce ilusão! Com a socialização da medicina, o que foi válido na época dos pais é muito questionável hoje em dia. O critério de escolha número 1 em geral não é querer que o filho se realize para se realizarem por tabela, por meio dele, mas evitar que se torne uma pessoa frustrada.

Nos casos extremados, porém, o "cachorro louco" da vida deles é a perda de tempo. Não aceitam isso jamais, embora cada um adote um tipo de pressão específica para evitar o perigo. A sensação de que o tempo está passando ou sendo jogado fora causa um atropelo com "responsabilidades maduras" à "leviandade juvenil". Estão extremamente vacinados contra qualquer latido. Quando identificam algum como perda de tempo, caem em cima antes de ficarem loucos e podem enlouquecer os filhos. Passam a exigir deles o que não foram capazes de fazer, o que desemboca, às vezes, numa cobrança sem fim, porque o que está sendo cobrado está dentro deles, pais. *Quem aprendeu com as experiências ensina bem.* Quem sofreu apenas passa o trauma, o problema não resolvido. A aprendizagem é uma forma de resolvê-lo.

Também fazem parte desse grupo aqueles pais que estudaram e vivem da profissão, mas são extremamente mal remunerados e sentem-se injustiçados e não reconhecidos por seu trabalho. Para complicar, seus colegas são bem-sucedidos, muitas vezes ao se dedicarem a negócios próprios. Pais assim, em geral, são depressivos e valorizam pouco o que têm, ao passo que supervalorizam os progressos que os colegas fizeram. Nisso entra também a avaliação dos próprios filhos. Passam a valorizar mais os alheios, em vez dos seus. Não enxergam que as outras famílias têm problemas. E, em contrapartida, não percebem que a sua também tem valores. Afinal, o mundo não é tão maniqueísta assim, tão dividido entre o bem e o mal quanto querem os contos de fadas.

Esses pais não alimentam a auto-estima da criança. Em reuniões de grupos, os filhos dos pais que não venceram se isolam mais, como os pais também ficam isolados. Já os filhos dos vencedores são luminosos e bem procurados, assim como seus pais. Nas célebres reuniões de turmas escolares após vinte anos de formados, são badalados os que venceram, lembradas as farras do tempo da faculdade, e não se comenta nada sobre quem não venceu. Até parece que é uma herança de comportamento vestir roupa depreciativa. Isto é que é o mais triste. Este homem pode ter sido um bom profissional e um mau administrador. Pode ter se tornado um clínico excelente, mas não arrojado o bastante para ter dado um passo diferente, arriscando um emprego fixo. O fato de não ter vencido na vida não significa que seja um mau profissional, mas, na nossa visão mercantilista, somos levados a crer que quem não ganha bem não está sendo bom profissional.

Parece que na adolescência os pais depressivos encontram menos força para interagir ou impor limites aos filhos, pois é nessa etapa que os filhos em geral expulsam o útero familiar. E, nesse processo, podem tirar a roupa da depreciação e aparecer como são: enfrentando o pai, achando que o pai não é de nada e se lançando para conquistar seu espaço e vencer. Esses pais, que nem sempre exercem a função de autoridade inerente à responsabilidade que têm, acabam sendo pressionados pela adolescência dos próprios filhos. Para o pai vencido, é mais uma derrota. O único consolo é que os vencedores, ainda bem, são seus filhos.

Descompasso entre pai e mãe

Em várias das situações descritas até aqui, a mãe se limitou a seu papel mais tradicional: não venceu na vida (no sentido de ter uma carreira própria), mas ficou na retaguarda. Reduziu-se – e foi reduzida – à condição de rainha do lar, que de rainha não tem nada. Na realidade, virou uma escrava do lar. Algumas tiveram tanto preparo quanto o marido para se dedicar a uma profissão, mas abandonaram a carreira em função dos filhos, segundo o clássico modelo: o pai trabalha fora, a mãe fica em casa. E, assim, jogaram toda a autoridade do mundo para a figura masculina, sobrando para elas apenas as migalhas de poder do cotidiano. Ela manda no filho, mas quem manda nela é o marido. Ela é a primeira a perder a autoridade perante o filho por estar reduzida às migalhas.

De modo geral, essas mães influem no convívio direto das crianças muito mais do que o pai. Inclusive, se estiverem revoltadas com a sua posição, transmitem aos filhos a sua revolta. As expectativas das mulheres em relação à própria vida e à dos filhos (especialmente das filhas) podem desaguar no campo das exigências. A frase: "Eu queria que você fosse feliz" muitas vezes pode ser lida: "Você tem de ser feliz. Eu abandonei o trabalho, você vai ter de trabalhar. Já que me subordinei ao marido, você vai ter de enfrentar o seu". Em resumo: *"Você terá de fazer o que eu não fiz"*. Isso não inclui a possibilidade de a filha se dar bem como esposa, encontrar um marido que divida com ela as glórias e se realizar desse modo.

Por mais que exerça bem a função de administradora do lar, isso é muito pouco para todo preparo e educação que recebeu e, em geral, não é suficiente para que a mulher se sinta realizada, apesar de não ser nada fácil ser administradora do lar. Ainda mais tendo em vista que hoje em dia não se usa mais fazer cursos para ser boa dona de casa: arte culinária, bordados, costura. Hoje, os cursos têm outra filosofia, são sobre congelados e microondas, para que lhe sobre mais tempo para realizar outras atividades. Simultaneamente, sua casa está equipada com aparelhos que lhe garantem maior tempo livre: máquina de lavar roupa e louça, *freezer*, microondas.

O químico Lavoisier tinha razão: "Na natureza, nada se perde, nada se cria, tudo se transforma". Quando o marido não aceita que a esposa trabalhe de jeito nenhum, essa energia pode ser transformada em muitas coisas. Uma delas é a agressividade, a rigidez na educação, a exigência de perfeccionismo dos filhos. Como espera um desempenho que escapa da média realizável, a mãe se condena ao sofrimento e à frustração de querer o que o filho não pode pagar. O interessante é como retira a casa do domínio da família: na sala de visitas, a criança não pode entrar. O quarto tem de estar arrumado e a cozinha em ordem. Até parece que não há crianças circulando entre os aposentos. É uma assepsia de vida!

As mulheres que estudam, mas se submetem ao velho e forte modelo de divisão de papéis, muitas vezes são pressionadas pela própria família e pela do marido. O estudo, para muitas, não foi suficiente para alavancar a força do seu ego.

Vale a pena notar que, nessas condições, o marido venceu, ela não. Desse modo, vai se criando progressivamente uma distância entre o casal. Restam a ela o cuidado com a saúde e a educação dos filhos.

Nas famílias de nível socioeconômico mais alto, a possibilidade de contratar uma babá, um motorista e até mesmo uma governanta que organize a casa permite que a mulher se aventure no mercado de trabalho. Ainda não é o momento de retomar a carreira, porque, mesmo com toda essa estrutura, os filhos exigem ainda muita atenção. Para estas mães, este acaba sendo um momento em que tentam pequenos negócios próprios, como fazer cestas de presentes, montar *scrapping books* (álbuns de foto muito elaborados), convites e lembrancinhas para festas infantis. Esses pequenos negócios podem vir a crescer, mas não raro esses "bicos de luxo" se transformam em *"hobbies* de luxo" que acabam sendo sustentados pelo marido. Muitas vezes, não chegam a dar lucros, mas também não dão grandes prejuízos e pelo menos conferem às mulheres a sensação de que estão trabalhando e se dedicando a algo além da casa e dos filhos. É claro que podem também dar certo e se tornarem empresárias, mas estes casos são diferentes, pois a mulher acaba tendo realização profissional e independência financeira.

Quando a mulher não se torna uma profissional bem-sucedida, todo o *status* e todo o dinheiro são, na realidade, atingidos pelo marido. A esposa não o acompanha. A distância, maior quando só o marido trabalha e um pouco menor quando a mulher exerce algum tipo de atividade, talvez culmine num provável desentendimento e até mesmo em separação.

Quando isso ocorre, a mulher vai amargar o tempo em que não fez nada. Mesmo aquelas que se aventuraram a pequenas atividades profissionais sentem-se prejudicadas pelo tempo que dedicaram exclusivamente aos filhos, à casa e ao marido, porque percebem o quanto é difícil assumir uma nova atividade a partir de uma certa idade ou até mesmo retomar uma atividade profissional.

Para essas mulheres desencontradas profissionalmente, o material de barganha no destrato do casamento serão os filhos, enquanto o do homem vai ser o dinheiro. Ela só permite que ele veja as crianças se pagar direitinho a pensão. Quando os filhos crescem e ela não tem mais a quem olhar, aí sim muitas vezes a mulher resolve sacudir a poeira e começar algo que sempre quis, mas teve de adiar para se submeter às normas vigentes no casamento.

O vício das combinações conjugais que não dão certo é que tendem a proporcionar sempre vantagem para um e desvantagem para o outro. Só faltava o marido ainda reclamar: "Só não cheguei mais longe porque você me segurava e não me ajudou em nada".

Quando a mulher é a vencedora

Marlene teve vários filhos e apenas uma filha. Montou uma escolinha de fundo de quintal, que foi crescendo até se tornar uma escola respeitável de grande porte, vinte anos depois. Ela administra tudo praticamente sozinha. Emprega os filhos na escola e deixa o marido se divertir com suas criações de cavalo. Como essa mulher alcançou projeção social, seu cônjuge é visto apenas como o marido da dona do colégio. Ela só tem um desgosto na vida: em vez de ativa, sua filha é passiva. Não herdou a força que ela tem.

No caso em que a mulher ganha mais do que o marido ou obtém sucesso socioeconômico ou cultural enquanto ele fracassa, há que se levar em conta dois valores: o financeiro e o machismo. Quando não são letradas, as mulheres, mesmo ganhando mais que o cônjuge, submetem-se a seus caprichos. O que dá força a elas e muitas vezes orienta a dinâmica da família é a cultura, o conhecimento.

Quando a mulher é a mais forte, ela pode ser determinante e encaixar o marido no esquema como se fosse um dos filhos: passivo, bonzão, acomodado e fraco, ele acaba até engordando. Essa atitude de tratá-lo como filho desqualifica a relação conjugal, além de desvalorizar a figura do marido. Alguns se deixam submeter, sem maiores escrúpulos. Outros não aceitam isso nunca pelo fato de serem homens. Daí, a briga é grande. Quase sempre esse marido quer controlar a vida da esposa. Morre de ciúme dela. Acha que ela quer aparecer, dar uma de poderosa. É uma crítica machista vinda de alguém que adquiriu poder cultural pelas características de nascimento, não pelo esforço próprio. Só por ter nascido do sexo masculino, o homem se outorga esses poderes.

Em termos de expectativas familiares, essa situação é muito pouco cogitada, uma vez que contraria as aspirações dos jovens nubentes. Ainda hoje a grande maioria conserva aquela hierarquia, vinda da família de origem, de esperar que o homem ganhe mais. Quando deparam com a circunstância inversa, não raramente os dois se frustram e a mulher chega até a verbalizar: "Eu sou o homem da casa".

Muitas vezes, ocorre uma luta velada pelo poder na família. Com a chegada dos filhos, essas dinâmicas tendem a se exacerbar. Eles viram platéia para as desavenças do casal e, rapidinho, passam a participar ativamente delas. As tensões conjugais acabam complicando o desenvolvimento da criança. Freud acreditava que a mulher mais forte do que o homem poderia trazer ao filho do sexo masculino dificuldades de identificação sexual, sendo esta uma das causas psicológicas da homossexualidade.

Hoje em dia, não se acredita mais nessa idéia, pois as crianças desde muito cedo convivem no meio social, entram para a escola muito cedo, não ficam mais com a convivência restrita à família. Todo esse convívio oferece a ela várias referências de figura masculina que não só o pai.

O que pode acontecer, quando a figura feminina é mais forte dentro da família, é o pai cair em descrédito com os filhos, perdendo assim parte de sua autoridade e respeito.

Nas famílias onde o casal vive essa dinâmica, a figura feminina pode também ficar abalada. Mães castradoras demais podem criar filhas frágeis.

> *Mães castradoras são aquelas*
> *que impedem que os filhos vivam*
> *as próprias experiências*
> *e desenvolvam seus pontos de vista.*

Como a mãe venceu na vida, ela acha que sabe o que é melhor para filhas e filhos. Não raramente, mães assim abafam todo o resto da família. Como são muito dinâmicas, não têm muita paciência para esperar que os filhos realizem algo no ritmo deles e acabam por atropelá-los. Mas lá no inconsciente elas aguardam que o filho do sexo masculino ocupe a posição que deveria ser do marido e as livre do desgaste de ter de administrar casa e trabalho.

> *A mulher que vence na vida*
> *precisa ter muita sabedoria*
> *para não apagar a figura do companheiro*
> *e querer que as luzes e o glamour*
> *do sucesso voltem-se apenas para ela.*

O marido não pode ser mais um da platéia a aplaudi-la. Como muitas não conseguem esse equilíbrio, acabam se separando e tendo casos eventuais fora de casa. Há casais que se adaptam ao esquema de ela ficar à frente dos negócios enquanto o marido dá apoio logístico ou faz o trabalho de bastidores, numa reedição do velho bordão *Atrás de um grande homem há sempre uma mulher* (embora mais apropriado seria dizer *ao lado*).

Velhos modelos caem por terra

Numa sociedade capitalista competitiva, em que a força física deixou de ser um requisito para se vencer na vida, os tradicionais modelos familiares passam também a ser redimensionados. O fundamental é que sejam preservadas e respeitadas as características individuais e o casal não se agrida. Dito de outro modo, o que se espera é que a figura da pessoa humana fique preservada.

As mulheres estão conquistando cada vez mais espaço no mercado de trabalho. Elas têm assumido diretorias e presidências de grandes empresas. O número de homens nos cargos de comando continua muito superior, mas as conquistas profissionais das mulheres nos últimos anos são bastante significativas. Mesmo assim, socialmente prevalece a tradição do homem "chefe da casa", tanto que, quando a mulher assume este lugar, o impacto na dinâmica da família é grande e pode acabar gerando conflitos. A família permanece, de certa forma, conservadora quanto aos papéis masculino e feminino.

Ou nós mudamos um pouco as características esperadas do sistema que favorece as tradições ou vamos criar tremendas neuroses por achar que a mulher ganhou do homem em determinados campos profissionais, mesmo que esse homem seja o próprio marido.

Casais mal resolvidos transmitem seus problemas aos filhos, porque não há como evitar isso. É impossível conviver num clima de tensão e refletir apenas naturalidade. Não há nada de errado quando a mulher ganha mais que o marido. O importante é que continue a existir respeito humano entre o casal. Apesar do esperado, o pai vencedor sobre a mãe pode ser tão ou mais prejudicial quanto o inverso. Aliás, pais que ditam sempre ao filho o que ele deve fazer em nada contribuem para sua independência e autonomia.

> *O que mais prejudica ou favorece*
> *o relacionamento na família*
> *não é o fato de vencer ou não na vida,*
> *mas sim preservar o respeito em*
> *relação à individualidade do outro,*
> *quer esse outro seja filho,*
> *quer seja cônjuge.*
> *Não basta só amar. É preciso*
> *também respeitar.*

É difícil respeitar uma posição diferente quando se acredita que o próprio caminho é o melhor. Mas nada garante que esse caminho seja o melhor para outra pessoa.

8. *Famílias redesenhadas*

há tempos, quando falávamos em família, nos referíamos a pai, mãe e filhos. Hoje, além deste formato tradicional de família, estão surgindo novas configurações familiares. Com o elevado número de separações e rearranjos familiares, este conceito está estendido. Há diversas formas de arranjos familiares. Não é raro vermos as crianças e adolescentes de hoje se referindo ao namorado da mãe, pai do irmão, avô da irmã, e assim por diante.

Se voltarmos no tempo, não muito distante, umas duas décadas apenas, a separação era vista com maus olhos. Mulheres separadas eram malvistas e filhos de pais separados chegavam a ser discriminados. Havia a certeza de que a separação dos pais gerava um grande trauma na vida dos filhos.

Quando o homem separado assumia outro relacionamento, era algo admissível e esperado pela sociedade, mas gerava revolta e hostilidade na ex-esposa, que sentia seu lugar ameaçado com a chegada de uma possível "madrasta". O próprio termo "madrasta" tinha e, de certa forma tem ainda, um sentido pejorativo. Nas histórias infantis, a "madrasta" costuma ser uma mulher cruel, que maltrata os enteados.

Quando a mulher separada assumia um novo relacionamento, gerava indignação social. Passava a ser julgada moralmente e questionavam até mesmo seu papel de mãe. Uma mulher separada que arranjava um namorado não poderia ser boa mãe. Boa mãe era aquela que, apesar de tudo, vivia em função de sua prole, deixando para trás o lado mulher.

O homem assumia rapidamente um novo relacionamento e até mesmo uma nova família (a família da nova companheira). Já a mulher, mesmo que se envolvesse, demorava mais para assumir um novo companheiro. Queria ter certeza de que o relacionamento iria adiante para não envolver os filhos num relacionamento que poderia ser passageiro. Para que o novo companheiro fosse bem aceito, em primeiro lugar teria que aceitar os filhos do primeiro casamento. Esta era uma condição *sine qua non* para estabelecer e assumir um novo vínculo.

Hoje, os tempos são outros. Os casamentos se desfazem com muita facilidade. Um significativo número de casais se separa e quando um deles se une a outra pessoa, junta as famílias, mais agrega do que discrimina. Pensava-se que as crianças estavam ficando confusas com essas novas configurações familiares, mas estudos recentes mostraram que elas têm sido mais receptivas a novos arranjos familiares do que se imaginava.

> *A separação que pode traumatizar e ferir a criança emocionalmente é aquela que ocorre de forma tumultuada, com agressões mútuas, e nela os filhos, muitas vezes, acabam envolvidos em assuntos do qual não fazem parte.*

Muitas vezes, os filhos sentem-se culpados pelo que está acontecendo ou sentem-se obrigados a tomar partido, dar razão a um ou a outro. Quanto menor a criança, mais egocêntrica é sua visão de mundo, maior a chance de achar que é a causa da separação. Conforme ela cresce, vai criando uma capacidade crítica que pode levá-la a agir como um juiz, vendo, em todas as situações, quem tem razão.

Mesmo quando os filhos se mostram tolerantes e mesmo receptivos aos novos arranjos familiares, não podemos acreditar que a separação seja um processo que não os atinja. A separação é certamente um processo doloroso para os filhos, que têm toda a dinâmica familiar alterada, bem como sua rotina, seus relacionamentos, sua vida de modo geral. Isso, muitas vezes, os afeta mais do que a idéia de os pais não se amarem mais.

"Felizes para sempre" é algo que existe apenas nos lindos contos infantis. Na realidade, as crianças não acreditam mais neste tipo de amor, que dura uma vida inteira. Por mais que as crianças estejam lidando de uma forma positiva e flexível diante desta nova situação, há por trás de todo esse processo um aprendizado sobre relacionamentos.

Esta geração está aprendendo inconscientemente que, quando aparece uma dificuldade de relacionamento, é hora de desistir e partir para outro. O problema é que nenhum relacionamento se aprofunda sem discussões e dificuldades. Os relacionamentos nos quais não há nenhum tipo de desavença são mais superficiais.

Um vínculo afetivo intenso e saudável é aquele em que coexistem amor/ódio, concordâncias/discussões, mas acima de tudo muito respeito.

E, é claro, devem prevalecer o amor e a concordância, caso contrário o relacionamento torna-se extremamente desgastante para o casal e para os filhos.

Se somarmos este aprendizado sobre relacionamentos com as características da geração atual, como a busca de prazer imediato, o individualismo e a busca da felicidade plena (muitas vezes não aceitando os sofrimentos e dificuldades da vida), teremos socialmente a predominância de relacionamentos superficiais, já que aprofundá-los é algo trabalhoso e no qual devemos ceder em muitos aspectos.

Uma pessoa que estabelece predominantemente relações superficiais estará "acompanhada, mas sempre sozinha", ou seja, uma pessoa solitária, sem intimidade nos relacionamentos.

Os pais devem ter em mente que os filhos aprendem a se relacionar com os exemplos que têm em casa e com o tipo de relacionamento que os pais estabelecem com eles.

> *Pais que investem nas relações, respeitam,*
> *têm flexibilidade e tolerância,*
> *ensinam os filhos a investir nas relações,*
> *respeitar, serem flexíveis e tolerantes.*
> *Filhos assim, em oposição aos*
> *individualistas e solitários,*
> *certamente seriam uma boa contribuição*
> *para a sociedade e para o mundo.*

Mesmo assim, não podemos generalizar. Uma família redesenhada não ensina, necessariamente, que as relações são descartáveis; ela pode ensinar também respeito, regras de convivência, tolerância, companheirismo e cumplicidade.

Um exemplo disso é o caso de Mariana.

Mariana é uma garota de 5 anos de idade. Quando nasceu, sua mãe já estava separada de seu pai biológico, Luís, e envolvera-se em outro relacionamento. Luís a reconheceu como filha legítima, e o padrasto, Fernando, esteve ao lado da mãe o tempo todo, participando ativamente da vida de Mariana. Quando a menina tinha 3 anos, sua mãe se separou de Fernando. Mariana sentia que tinha dois pais, o biológico e o "padrasto". A mãe de Mariana, mesmo separada de Fernando, permitiu que a menina continuasse a vê-lo, a conviver com a família do padrasto que, para ela, eram avós e tios tão queridos quanto os biológicos.

Atualmente, o pai biológico de Mariana está casado e esperando um filho, que será seu meio-irmão. Fernando, seu "padrasto", separado de sua mãe há 2 anos, está envolvido com Flávia, que tem uma filha de 8 anos, com quem Mariana se dá tão bem que trata como irmã. A mãe biológica de Mariana está namorando um outro homem que tem sido uma pessoa extremamente afetiva com a menina.

Todas essas uniões e separações poderiam gerar traumas e conflitos, já que é realmente uma situação um tanto confusa. Mas, para Mariana, todos foram sendo agregados em seu mundo afetivo e hoje ela tem uma grande família.

Para que isso fosse possível, os pais (os dois), a mãe e o atual namorado têm sido um exemplo de respeito e boa convivência. Convivência esta que precisou de uma ajuda profissional para que desse certo, mas que tem colhido bons frutos.

Pais separados

Quando as pessoas se casam por iniciativa própria, isto é, por amor, não incluem no seu projeto de vida a separação. Há casos em que o matrimônio é forçado, seja pelo motivo que for, desde questões econômicas, sociais, familiares, estratégicas e até mesmo uma gravidez indesejada. Quando um ou ambos se vêem coagidos ao casamento como solução de problemas não resolvidos, a separação, embora não declarada, já faz parte dos seus planos.

Mas vamos pensar no primeiro caso: homem e mulher se conhecem, se apaixonam e resolvem construir uma vida juntos. A separação, portanto, não faz parte dos seus projetos. Ambos nem cogitam em desmanchar o "laço indissolúvel" do matrimônio.

Se a separação acabar acontecendo, os ingredientes dos estados psicológicos utilizados na separação são muito distintos dos ingredientes que fizeram parte dos estados psicológicos de aproximação.

Na hora de se unir, o casal supervaloriza o bom e nega o ruim; para se separar, minimiza o bom e maximiza o ruim.

Para casais que não têm filhos, essa separação pode até ocorrer de maneira tranquila. Entretanto, quando existem filhos, ela tem de ser muito cuidadosa porque, na realidade, é o casal que se desfaz, porém os papéis de pai e mãe permanecem, e os filhos continuam ligados aos dois, apesar de ambos já não terem elos entre si.

Caso o modelo de vida familiar adotado tenha sido o tradicional, o pai será a figura provedora da casa e a mãe, a entidade mantenedora, com mais responsabilidade pela saúde e educação dos filhos. Por ocasião da separação, ambos utilizarão aquilo que fizeram a vida inteira para manipular, pressionar e sacrificar o outro ou a si mesmo. Quem dominou o dinheiro vai castigar o ex-cônjuge por meio dele. Se a mãe sempre foi encarregada dos filhos, será por meio deles que tentará manipular o ex-marido. Desse modo, são feitas as barganhas: no caso do homem, "se você fizer tudo o que eu quero, eu pago direitinho a pensão"; no caso da mulher, "se você agir direito, deixo que veja as crianças".

> *Os pais jamais imaginariam que um dia viessem a usar os filhos como arma, lança e escudo contra o seu cônjuge.*

Isso era o que lhes passava pela cabeça na hora da união. Agora, diante da separação, recorrem aos filhos com a maior naturalidade para pressionar o ex-cônjuge e conseguir seus objetivos.

Existem situações que aos olhos dos outros parecem bizarras, mas para os envolvidos tornam-se verdadeiras tragédias. Pais que estabelecem pensões economicamente ridículas para a ex-mulher e os filhos. Pais que dão muito dinheiro para os filhos, sem dar um tostão para a antiga esposa. É horrível para a mãe não ter condição sequer de manter a casa e ver o filho adolescente despendendo altas somas. Já vi casos de mulheres obrigadas a andar de ônibus enquanto seus filhos desfilam com o carro do ano. Quando têm um bom relacionamento com a mãe, os filhos acabam minimizando seu sofrimento e dando alguma contribuição para o sustento da casa. Mas, se existem desavenças entre eles, essas diferenças de posição econômica são usadas para agredir.

Por outro lado, há mães que cortam a convivência dos filhos com o pai, restringindo suas visitas a algumas horas semanais. Quanto mais magoada estiver, mais rígida se tornará quanto aos horários de visita. O pai tem de pegar as crianças às 6h15 da manhã e entregá-las de volta às 19h18. O fim de semana com as crianças teoricamente é do marido, mas a mãe exige que elas lhe sejam entregues no sábado à noite. Aliás, essas exigências tendem a se tornar maiores quando o homem inicia um relacionamento novo, porque aí entram em cena outros ingredientes emocionais da mãe, que pesam contra o pai.

Há casais, inclusive, que colocam os filhos numa posição ainda mais delicada, de *juízes* de quem está certo ou errado. Desse modo, tanto o pai quanto a mãe se esforçam para seduzir o juiz, às vezes até subornando, chantageando ou pressionando diretamente os filhos. Todas essas situações são uma lástima porque, em geral, os filhos pouco ou nada têm a ver com a separação dos pais.

Poupando sofrimento

Recentemente, atendi uma mulher de 39 anos, casada com um homem de 42 anos, em profundo estado de depressão, apesar de tudo correr bem na sua vida – ter um bom emprego, um marido socialmente brilhante e quatro filhos bem criados, duas meninas (de 16 e 10 anos) e dois meninos (de 15 e 13 anos). Depois de meses de terapia, ela descobriu que a depressão nada mais era do que a primeira manifestação de um relacionamento conjugal insatisfatório que vinha suportando até então. Ela e o marido resolveram então, de comum acordo, se separar.

A grande preocupação eram os filhos. Queriam que sofressem o menos possível. Por isso, vieram me procurar: para se orientar sobre como comunicar a separação às crianças, já que não havia entre o casal sinais evidentes de que isso poderia acontecer, como discussões freqüentes ou até mesmo agressões. Apenas diferenças posturais na educação dos filhos. Para ser franco, os dois nem pareciam um casal em fase de separação. Davam a impressão de ser um casal prestes a enfrentar uma situação difícil em conjunto, embora em posições diferentes, mas disposto a fazer tudo para preservar os filhos. Achei muito saudável esse cuidado de procurar se orientar para machucar as crianças o menos possível.

Os filhos não devem ser colocados como culpados, responsáveis ou participantes da separação conjugal, muito menos como mantenedores do casal.

O melhor é transmitir aos filhos que o casal irá se desfazer, mas os vínculos de pai e mãe serão preservados o máximo possível. Essa era a preocupação do casal em questão. A dúvida era como comunicar o fato a quatro filhos com personalidades diferentes e em idades tão distintas. Falariam para todos juntos ou para um de cada vez? Contariam tudo na mesma hora ou cada dia um pouco, como naquela velha piada: o gato subiu no telhado? Dariam indiretas? Pediriam a ajuda de terceiros?

Na reflexão, ponderamos a maturidade e o perfil da personalidade de cada filho. A garota de 16 anos era muito mais madura que o rapaz de 15, naturalmente, pelo fato de ser mulher e também por ser a primogênita. Chegou-se à seguinte posição: entre os quatro filhos, seria ela a escolhida para ajudá-los na transmissão da idéia da separação aos demais. Não poderia ser dito em separado porque cada um se sentiria rejeitado ou desprestigiado por ser o último a saber. Não poderiam falar para todos juntos porque a capacidade de absorção e o tipo de reação emocional não seriam os mesmos.

A escolha recaiu então sobre a filha mais velha, que já possuía condições de saber conversar as duas linguagens, a dos pais e a dos filhos. Num sábado em que toda a família estava reunida na casa, os pais chamaram a filha mais velha na sala e começaram a falar na separação. Foi uma conversa a três, em que a garota pôde manifestar o que pensava sobre o assunto e como estava se sentindo perante uma decisão já tomada e em andamento de execução. Quase no final da conversa, o segundo filho surgiu na sala casualmente. "O que vocês estão conversando?", indagou ele. A pergunta deixou os pais em suspenso: o que falar e quem deve falar o quê? A filha tomou a iniciativa e conseguiu sintetizar toda a conversa em poucas frases: "Eles não estão conseguindo mais viver juntos e vão se separar. Não tem nada a ver conosco. Vai nos atingir. Mas ela vai continuar sendo nossa mãe e ele vai continuar sendo nosso pai".

O rapaz também teve seu tempo de recepção e reação. Depois, chegaram os dois menores, também por acaso. Brincavam do outro lado da casa quando perceberam que a família estava reunida na sala. Então, foram para lá. A reunião prosseguiu pela manhã inteira e todos os pontos que ocorreram aos filhos e aos pais foram abordados. A pergunta principal das crianças era: "Como nós, filhos, vamos ficar?" Lembraram-se de outros casais separados e perguntaram se não haveria joguinhos e manipulações. E, assim, denunciavam as atitudes que casais não resolvidos emocionalmente costumam ter nessa hora.

Em poucos dias, o pai saiu de casa, e aí aconteceu algo interessante: ele passou a ser muito mais presente. Como a vida conjugal já não existia, ficou um relacionamento muito claro entre os ex-cônjuges, que continuaram amigos, mesmo já não sendo mais marido e mulher, e ainda exercendo os papéis de pai e mãe. Considero esse desfecho bastante adequado. Mas o que poderá confirmar se foi realmente adequado ou não será a evolução individual de cada filho.

> *Os pais não têm como garantir que os filhos não venham a sofrer com a separação, mas devem tomar os devidos cuidados para que sofram o menos possível.*

Entre os cuidados que devem ser tomados na hora de comunicar a separação, estão:

- Esclarecer que a separação é um problema entre o casal, que os filhos não têm culpa do que está acontecendo.
- Delimitar o que são questões conjugais e o que são questões familiares. Os filhos devem participar apenas do que diz respeito à família.
- Agir de forma ética com o ex-cônjuge. Não devem acontecer brigas e discussões na presença dos filhos.
- Não entrar nas questões de "quem tem razão", para que os filhos não assumam o lugar de juízes no processo de separação.
- Ter posturas e atitudes positivas diante da separação, pois estas são absorvidas tanto quanto o conteúdo verbal dos discursos.

Os pais precisam, ainda, ter em mente que a comunicação a respeito da separação não se resume à parte verbal. As crianças menores estão muito atentas ao ambiente e ao estado emocional das pessoas que as circunda (expressão facial, linguagem corporal e clima afetivo).

O contato com o ex-cônjuge que não ficou com a guarda da criança deve acontecer com freqüência e constância, para que a criança não receba a saída de um dos pais como uma perda, um abandono e/ou uma rejeição.

Os pais devem saber que cada filho, na sua individualidade, tem um tempo para elaborar e entender a separação. Muitas vezes, as dúvidas não surgem no momento do comunicado; por essa razão, é fundamental que os pais deixem claro que estão abertos e disponíveis para conversar sobre o assunto quando os filhos sentirem necessidade.

As meninas costumam ser mais afetivas e tendem a se envolver mais no processo de separação. Muitas vezes, os pais precisam colocar limites para que elas entendam que há questões que não dizem respeito a elas. Já os meninos não estão dispostos a longas conversas e discursos, portanto as informações devem vir de forma clara e direta.

Seria ideal que todos esses cuidados fossem tomados. Infelizmente, não é o que acontece na maioria das separações, mesmo porque, em geral, os ex-cônjuges estão magoados e sofrem com a nova situação.

Não é necessário que os ex-cônjuges sejam amigos; o importante é que se respeitem e entrem em acordo quanto à educação dos filhos. Quando um dos pais é severo demais e o outro liberal, este segundo acaba interferindo na autoridade do primeiro, pois permite que a criança utilize o argumento: "Na casa do papai, eu posso fazer isso".

Quando os filhos são adolescentes, essa diferença entre os pais pode acabar sendo usada para que consigam criar a situação mais conveniente para obter o que querem. Um filho pode pedir para ir morar com o pai, argumentando que a casa dele é mais próxima da escola e que poderá então acordar mais tarde. A verdadeira razão pode ser bem diferente: ele pode estar querendo mais liberdade para fazer o que não conseguiria fazer na casa da mãe, já que o pai trabalha muito e se ausenta mais de casa. Assim, ele pode conseguir a liberdade de que precisava para passar o dia jogando Play Station ou, no pior dos casos, utilizar algum tipo de droga.

É normal que numa determinada fase os filhos queiram morar com o outro cônjuge, mas é importante avaliar as razões que os levaram a tomar essa decisão.

O que a sociedade espera

Na maioria das vezes, porém, a maneira como se dá a separação está muito distante da ideal. Quando o casal se desfaz, é muito comum que um dos cônjuges já esteja engajado em outro relacionamento. Em geral, sejam quais forem os motivos – culturais, familiares, individuais, sociais, religiosos –, é a figura masculina a mais desapegada dos filhos. Ao partir para um novo relacionamento, o homem costuma deixar os filhos com a ex-mulher e fica com os filhos da atual esposa. Em termos das expectativas dos pais, que queriam que os filhos fossem sempre felizes, parece que esse desejo diminui de intensidade quando o pai passa a criar também os filhos da nova mulher. Por sinal, a tendência é que ele até cuide melhor dos filhos da nova esposa ou dos nascidos da união atual, podendo chegar a deixar em segundo plano as crianças nascidas do primeiro casamento.

Com a maior participação que os pais têm tido na educação dos filhos e na convivência familiar, pequenas transformações vêm acontecendo neste sentido. Os pais que foram mais participativos na vida dos filhos, que se envolveram desde a gestação, ajudaram nos cuidados e acompanharam todos os momentos da educação das crianças, são os pais que, na separação, pedem a guarda ou, mais freqüentemente, a guarda compartilhada dos filhos. Quando a mãe reconhece a importância da convivência e participação do pai na vida dos filhos, pode ser que aceite o pedido do ex-marido de guarda compartilhada.

De qualquer maneira, na grande maioria das vezes, a mãe permanece com a guarda e o pai nem cogita em mudar essa situação.

> *Nos relacionamentos humanos,*
> *a fúria maior da mulher continua sendo*
> *ainda a iminência de perder seus filhos,*
> *e a do homem, a percepção de que está*
> *prestes a perder sua mulher.*
> *A mulher costuma ser mais*
> *mãe do que fêmea, e o homem,*
> *mais macho do que pai.*

O mais freqüente, portanto, é que os filhos continuem com a mãe, independentemente do fato de ela ou de o marido ter iniciado o processo de separação. Como toda regra, existem exceções em que a mãe deixa tudo para o pai e simplesmente desaparece, dando a impressão de ter fugido. A conotação é sempre negativa, justamente porque essa não é a conduta socialmente esperada da mãe. Não é extraordinário, ao contrário, que o pai abandone seus filhos.

Mediante uma separação, quando os pais somente levam em conta o que está acontecendo dentro deles, segundo a natureza cultural mulher/mãe, homem/macho, não estão considerando a felicidade dos filhos. Não é raro que as crianças pequenas permaneçam com a mãe e, quando crescem, ficam adolescentes, mais difíceis de lidar, passem a morar com o pai.

> *Se os pais querem que seus filhos sejam felizes, o vínculo filial deve ser preservado, independentemente dos laços conjugais.*

A grande confusão que acaba estourando a cabeça das crianças é quando os adultos misturam as figuras de marido e mulher com as de pai e mãe. Quanto menores forem os filhos, tanto mais necessitam de pai e mãe. Quanto mais dependentes, no sentido de necessitar de cuidados, mais irão exigir uma figura que supra suas necessidades. Essa figura tanto pode ser a materna quanto a paterna.

A nossa cultura fez com que a mãe ficasse mais disponível à educação, portanto com tempo de dedicação mais integral do que o pai, que assumiu o encargo da sobrevivência econômica, da segurança material. Assim, numa separação, o que acaba valendo ainda hoje é o modelo cultural, apesar de sabermos que a mulher/mãe nem sempre é melhor que o homem/pai. Existem pais que são tão ou mais amorosos que as esposas. A própria lei favorece a mulher nessa hora: a presunção legal é de que a guarda é da mãe. Se o pai a quiser, terá que entrar com um pedido na justiça.

Assim como a mãe que opta por não ficar com os filhos, fica também muito mal aos olhos da sociedade que a mulher tenha um amante, ao passo que a sociedade costuma ser conivente com os homens que arranjam amantes. Essa mesma cultura faz com que os filhos tenham a tendência a aceitar muito mal os namoradinhos da mãe e quase que os obriga a aceitar as namoradinhas do pai, adotando irmãos postiços e ganhando meio-irmãos. Parece que a mãe tem de pertencer a um homem só. Quanto ao pai, são muito mais permissivos: deixam que tenha um ou outro caso a mais.

Mesmo que, com o tempo, os filhos estejam aprendendo a lidar cada vez melhor com as famílias redesenhadas, há ainda uma grande parcela que reage da mesma maneira como reagia décadas atrás, de maneira moralista e preconceituosa.

Ainda faz parte da nossa cultura que, em caso de falecimento do pai, a mãe assuma as rédeas da casa. Isso é verdade também em muitos casos de separação: as mães fazem de tudo para tentar suprir a ausência da figura paterna. Já atendi uma mulher cuja queixa principal era: "Falhei como pai". Elas abrem mão da vida conjugal e se dedicam em tempo integral à função de mãe. Isso é uma sobrecarga para os filhos, que passam a ser responsáveis pela felicidade e pela desgraça da mãe.

> *Quando está em questão a felicidade dos filhos, em toda separação deveria haver uma rigorosa avaliação que indicasse com quem os filhos estariam mais bem cuidados, levando-se em conta, também, o desejo deles.*

Minha expectativa é de que os pais não resolvessem essas questões apenas com base na cultura, mas também guiados por valores e necessidades pessoais e familiares.

Produção independente e mães solteiras

Décadas atrás, as produções independentes aconteciam acidentalmente, quando a mulher engravidava e o homem, sem querer assumir, desaparecia sem registrar o filho. Nestes casos, quando a família não rejeitava a filha por ter engravidado antes de casar, a acolhia, e o filho era criado com ajuda dos avós da criança. Quando a mulher era muito jovem ou muito despreparada para a maternidade, era comum que a própria avó acabasse assumindo o papel de cuidadora principal.

Hoje em dia, casos assim continuam acontecendo, mas respaldadas pela lei e pelo teste de paternidade, é mais fácil que as mulheres consigam que o pai registre o filho, mesmo contra a vontade.

Estes eram casos de produção independente acidental, por uma gravidez indesejada e não assumida pelo pai biológico (e sem um homem que assumisse esta gravidez no lugar do que sumiu).

A grande evolução da medicina permite agora que mulheres solteiras possam optar por ter um filho, mesmo na ausência de um companheiro que assuma a criança. Os bancos de esperma que existem hoje servem não só para casais que não podem ter filhos, mas também para mulheres sem companheiros que querem engravidar.

Como esta opção de produção independente citada acima tem ainda um custo alto, pessoas que não têm possibilidade econômica para realizá-la podem querer fazer à moda antiga, "como que acidentalmente". Nestas situações, as mulheres não mantêm nenhum relacionamento com um homem, vão em busca apenas de um doador de esperma. Procuram evitar que o pai biológico descubra, para que essa produção seja realmente independente. Esta é a situação mais complicada, pois envolve uma outra pessoa que não tem conhecimento dos fatos e não teve participação na decisão de ter um filho.

Utilizando o banco de esperma, a mãe e o filho não terão como recorrer ao pai biológico, que nestes casos é mantido incógnito. Mas quando a mulher "utiliza" um homem para conseguir ter um filho, ela sabe quem é o pai biológico e, em algum momento de dificuldade ou por incessantes questionamentos do filho, pode recorrer a ele, que de repente se descobre pai e é obrigado a assumir uma série de responsabilidades. A esta situação, chamo de paternidade DNA.

Um dos maiores riscos no caso das mulheres que optam por produção independente é entender o motivo que as levou a fazer isso, que muitas vezes está ainda inconsciente. Será que o que ela realmente queria era um filho ou queria alguém que ocupasse um vazio na sua vida (já que não encontrou um companheiro)?

Em ambos os casos, há muita expectativa em relação ao filho que vai chegar. Se foi uma opção da mulher pelo sonho de ter um filho, certamente este é um sonho muito grande para ela, a ponto de optar realizá-lo mesmo sem um companheiro. É muito importante que a mulher esteja atenta às expectativas que tem em relação ao filho para que elas não a impeçam de ver o filho real.

A decisão de ser "mãe solteira" não é fácil. Educar e criar um filho a dois já é uma tarefa e tanto, imagine sozinha!

Investigar os motivos para essa decisão é necessário, e o ideal é que a mulher o faça acompanhada por um psicoterapeuta que a ajude a refletir sobre essa decisão. Ter um filho para que ele ocupe um determinado lugar, desempenhe um determinado papel é extremamente prejudicial à criança, que já nasce com o *script* pronto, sem liberdade para ser autêntico.

Não é só desta maneira que a mulher pode se tornar "mãe solteira". Isso também acontece quando, mesmo registrando o filho, o pai é totalmente ausente da vida da criança. Ou quando a mulher fica viúva cedo. Neste caso, mesmo não sendo "mãe solteira" no sentido literal, na prática, funciona como se fosse (caso não encontre outro companheiro).

Para a mulher que assume um ou mais filhos sozinha, uma das perguntas mais freqüentes dos outros e dela mesma é: "Não vai fazer falta a figura de um pai?"

A resposta é simples. Sim, a figura de um pai vai fazer falta. É importante diferenciar figura de pai de figura masculina. O pai é sempre uma figura masculina importante na vida da criança, mas uma figura masculina importante para a criança não precisa necessariamente ser o pai. A criança pode não ter essa figura em casa, mas pode encontrá-la num tio, num primo mais velho, num professor mais próximo, enfim, em algum homem que tenha uma presença marcante e freqüente em sua vida, com quem tenha empatia e admiração.

Como no exemplo citado no capítulo 8, em que a mãe afirma: "Falhei como pai!", muitas mães acham que, em benefício do filho, devem desempenhar simultaneamente o papel de pai e mãe. Isso não é possível e nem seria bom para os filhos. Mãe é mãe, pai é pai. Não ter a figura paterna em casa não implica perder autoridade, significa apenas que o jeito de impor regras e limites é maternal, que o jeito de tratar o filho é feminino e não masculino. Reconhecendo isso, a mãe pode parar de se cobrar de ser mãe e pai e passar a olhar para o filho, perceber quais as carências que ficaram por causa desta ausência paterna e ajudá-lo a supri-las da maneira mais saudável possível.

Podemos até mesmo fazer um esforço e olhar de uma maneira completamente diferente. Muitas mães se sentem insatisfeitas com o marido que têm, se queixam de que não é um bom pai. Nestes casos, a criança não tem opção, aquele é o pai que ela tem, e mesmo que não seja um bom exemplo acaba sendo uma referência, até mesmo quando o filho e/ou a mãe o vê como antiexemplo. No caso da ausência do pai, a criança pode escolher o homem que será uma referência para ela. Este vínculo pode ou não ser estimulado pela mãe. É claro que não terá a convivência de um pai, mas quando há empatia este vínculo pode se estreitar a ponto de se tornar a principal referência masculina na vida da criança. Neste caso, ela teve opção, foi ela que escolheu este importante modelo em sua vida.

Quanto à identidade sexual, já caiu por terra a idéia de que filhos que crescem longe do pai podem se tornar homossexuais. Hoje em dia, as crianças convivem em sociedade desde muito cedo, assistem à televisão, lêem livros infantis. Por meio dessa convivência e estímulo, a referência masculina é algo que está sempre presente de alguma forma.

Da mesma forma, podemos falar do pai que tem a guarda dos filhos e cuja ausência da mãe é total. Há casos em que a mãe faleceu, outros em que ela os deixou. Assim como no caso do filho criado pela mãe solteira, uma filha criada somente pelo pai não tenderá a ficar masculinizada. Ela encontrará em outros ambientes figuras femininas que servirão de modelo e referência para sua feminilidade.

Essa questão traz à tona uma outra situação: a de casais homossexuais que adotam filhos. Socialmente, espera-se que filhos destes casais venham a ser também homossexuais, o que não é verdade. Assim como nos casais de homens, nos casais de mulheres uma delas acaba assumindo uma posição mais maternal e a outra, de mais autoridade, ou seja, a dinâmica familiar permanece. As referências de masculino e feminino serão buscadas fora e as crianças terão em casa outros tipos de referência, que certamente aprenderão a respeitar e amar, sem preconceito ou julgamento moral.

Filhos adotivos

Não muito tempo atrás, a adoção acontecia quase que somente nos casos em que o casal não podia ter filho. Sem contar com outras maneiras de ter um filho, recorriam à adoção. Ou seja, não era bem uma opção, e sim uma falta de opção.

Hoje em dia, muitos casais que adotariam uma criança conseguem ter o filho com ajuda da reprodução assistida. Outros não o fazem por não ter condições financeiras e outros não conseguem sucesso na concepção ou manutenção da gravidez. Além destes casos, a adoção tem aparecido como uma opção de famílias que têm filhos biológicos, mas, por uma questão humanitária e social, adotam uma ou mais crianças, e tem acontecido também com casais homossexuais que querem ter filhos.

Cada situação de adoção é única. Há muitas variáveis que interferem no desenrolar do desenvolvimento dos relacionamentos familiares: idade em que a criança foi adotada, condições em que ocorreu a adoção, diferenças físicas contrastantes entre os pais e os filhos adotivos, expectativas dos pais, expectativas das crianças (quando são um pouco maiores), dentre outras.

Seria irreal dizer que na maioria dos casos tudo flui naturalmente. Se nem mesmo nas famílias com filhos biológicos os relacionamentos são fáceis, o que dizer quando há tantas variáveis envolvidas numa adoção? Um ponto favorável é que parte dos casais que resolvem adotar reconhece a necessidade de buscar informações e/ou ajuda externa, como orientação de um psicólogo, por exemplo. Uma grande preocupação desses casais é com a formação do vínculo entre eles e o filho adotivo.

Muitas pessoas acreditam que o fato de o filho nascer da própria barriga garante o amor entre eles. Esta idéia é errada porque até mesmo com os filhos não biológicos o vínculo é construído. A diferença é que, no caso dos filhos biológicos, a relação mãe-bebê/pai-bebê pode ter início ainda durante a gravidez, conforme sentem os movimentos fetais, fazem as ultra-sonografias. Mas não é ainda uma maioria dos pais (homens) que consegue começar a estabelecer esse vínculo com o bebê. Se pensarmos na relação pai biológico-bebê, o filho não nasce da própria barriga e, acreditando na fidelidade da esposa, se relaciona com o bebê como seu filho, fato que só seria confirmado empiricamente por meio do exame de paternidade. Sendo assim, podemos dizer que o pai "adota" o filho ao nascer. Mesmo não saindo do seu corpo, aceita o filho e chega a amá-lo acima de tudo. Ele constrói o vínculo após o nascimento.

No caso dos filhos adotivos, podemos dizer que a história entre os pais e o filho também tem início antes mesmo da adoção, mas de uma forma um pouco diferente. Os pais se relacionam com o sonho de ter o filho nos braços. É como se já amassem a criança que está à espera deles, o filho tão sonhado e esperado.

No caso da criança, a relação que precede a adoção é com o sonho de ter uma família e um lar. Conforme a criança cresce, este sonho vai sendo mais elaborado, e a partir de um momento, após anos de espera, pode ser que este sonho comece a morrer. A esperança é como uma chama acesa dentro da criança, que em muitos momentos parece ser quase apagada pelo medo de não ser adotada e pela frustração de não ter os pais biológicos por perto. É aí que mora um dos pontos mais difíceis da adoção. Para que haja adoção, primeiro houve um abandono.

A rejeição é uma das maiores dores para o ser humano. Nós, que temos ou tivemos nossos pais biológicos por perto, não podemos imaginar a ferida de uma criança que foi abandonada pela pessoa que deveria amá-la incondicionalmente, a própria mãe. Mesmo que a mãe biológica tenha tido razões reais para não ter ficado com o filho, mesmo que ter deixado o filho para adoção tenha sido um gesto de amor, uma chance para a criança ter um lar e uma família, prevalece o registro do abandono.

Pode ser que os pais adotivos, com todo o amor e carinho que têm a oferecer, consigam fazer um curativo sobre a ferida, mas, em algum momento, ele pode cair ou ser arrancado por circunstâncias da vida.

Felizmente, há exceções e existem pessoas que conseguem cicatrizar a ferida. Há casos de adoções muito bem-sucedidas, melhores inclusive que muitas situações de filhos biológicos.

Quando chega o filho adotivo, junto com ele vem uma série de expectativas, ansiedades e medos. Mas isso também não acontece no nascimento de filhos biológicos?

> *Pais que amam, cuidam e educam são os pais que ocupam e abrigam nosso coração, sejam eles biológicos ou não, homo ou heterossexuais.*

Talvez os pais adotivos enfrentem questões peculiares, como falar ou não a verdade para a criança; com amor, informação e cuidado, essas questões podem ser bem conduzidas e ter um final feliz.

Pais adolescentes

A expressão mais adequada para descrever pais adolescentes seria Mães Adolescentes, pois é quase regra o fato de os rapazes não assumirem sua paternidade. Fala-se muito em mãe solteira, mas pouco ou quase nada se fala do pai solteiro, talvez porque a paternidade surja na cabeça do adolescente quando ele já está mais amadurecido e por causa da conivência da sociedade e, particularmente, dos pais do rapaz com o não assumir a paternidade; além disso, a cultura sexual que ainda existe em mentes não educadas e preparadas é a de que a responsabilidade sobre a gravidez é do casal que a concebe, e não somente da garota.

Ainda hoje se diz em populações de baixas renda e escolaridade, principalmente no Nordeste brasileiro: "Prendam as suas cabras que meu bode está solto". Traduzindo, o "bode"-rapaz sai para espalhar seu sêmen pelo mundo, isto é, dentro de tantas "cabras"-garotas que encontrar pela frente. Os donos das "cabras" que cuidem delas para não ficarem prenhas. Esta idéia é reforçada pelos adultos-machos que têm suas esposas em casa, cuidando dos seus filhos, e outras mulheres alhures, que também têm filhos, mas não são as oficiais, nem os filhos, legítimos. Não raro, estas esposas-fêmeas sabem da existência das "filiais".

No restante do Brasil, também reina esta idéia, principalmente entre adolescentes, de maneira mais velada em alguns lugares e mais ostensiva em outros.

Quando o filho diz que engravidou uma garota, os pais normalmente perguntam para ele se tem certeza de que o filho é dele. Isto significa que, se não houver um exame de DNA, não se conhece verdadeiramente o pai. Moralmente, quer dizer também que a garota pode tê-lo traído com qualquer outro rapaz. Socialmente, significa colocar uma dúvida para salvar-se da situação.

Mesmo que se reconheça que o rapaz é realmente o pai, no começo ele pode até assumir, mas logo se transforma em ex-pai para voltar à vida de adolescente. O que também acontece com "adultos-machos", que quando se separam tornam-se ex-pais, recusando-se a pagar pensão, fazer visitas, responsabilizar-se pelos filhos...

Isso não depende somente do rapaz, que ainda é considerado irresponsável legalmente, porque os pais são os responsáveis por ele.

Quando a garota engravida, sua mente se transforma por causa dos hormônios da maternidade, que são responsáveis pela manutenção da gravidez e sua proteção a qualquer custo. O homem não tem o hormônio da paternidade. Mesmo que a mulher tenha dito que abortaria, depois de grávida raramente pratica o aborto, pois agora, grávida, já pensa como mãe, isto é, o filho está acima de tudo e de todos. É graças a esta força que a humanidade sobreviveu, pois, se assim não fosse, teríamos sido todos devorados pelas feras jurássicas, já que éramos criancinhas tenrinhas e totalmente indefesas...

A gravidez ocorre principalmente pela ignorância sobre a reprodução. O biológico sempre quer a gravidez. O ser humano sofisticou o prazer sexual driblando a reprodução.

Para se ter uma relação sexual, deveria ser necessário o conhecimento sobre o mecanismo da gravidez para poder evitá-la e ter filhos com preparação e programação.

Soltariam os pais os filhos para saírem dirigindo veículos pelo mundo afora, sem nunca terem dirigido sozinhos, sem um mínimo conhecimento das regras de trânsito?

A grande diferença é que os pais raramente conversam sobre sexo com os filhos, bem na contra-mão do que faz a mídia falada, escrita e por imagens, inundando as mentes de crianças, púberes, adolescentes, adultos e pessoas da terceira idade (também conhecida como a "boa idade"). Além deste forte estímulo, quando o cérebro amadurece, provoca a puberdade e a produção de mais hormônios masculinos e femininos que vão despertar a sexualidade juvenil.*

Com ou sem orientação sexual, os jovens vão entrar na vida sexual mais cedo ou mais tarde. Assim, o constrangimento, o sofrimento e/ou o estresse todo que os pais passam para orientar seus filhos são muito pequenos em relação ao que vão passar com os filhos grávidos.

* Para mais detalhes, leia *Adolescência: O Despertar do Sexo*, Içami Tiba, Integrare Editora, 2007.

9. A felicidade não está pronta...

A felicidade é uma conquista de uma caminhada em que cada passo já precisa ter um resultado bom.

A felicidade não está no final do arco-íris. Está também na caminhada.

A felicidade não está na aposentadoria. Está também no trabalho.

A felicidade não está nos filhos criados. Está também na criação.

Cada passo representa uma possibilidade de várias soluções.

Quando os filhos nascem, um certo tipo de caminho já está determinado pelo sexo.

> *A construção da felicidade depende da capacidade de absorver a frustração, usufruir os ganhos e aprender com tudo isso.*

Cada dia é um novo dia

Cada dia é um novo dia, porque mesmo sendo outro dia, mesmo se fizermos igualzinho ao que foi feito ontem, passa a ser simplesmente um dia novo. Não modificando nada, não crescemos nada e não damos um passo nessa longa caminhada.

Avaliando o hoje como o ontem, não existem diferenças entre ontem e hoje. É vivermos do passado. Isso é muito comum na avaliação dos filhos.

Fez a fama, deita na cama

A cada desobediência que a criança comete, é preciso investigar o motivo. E não simplesmente rotulá-la de desobediente, jogando a avaliação de ontem sobre a atitude de hoje. Assim se criam famas e todos se encarregam de deitá-las na cama. Talvez a desobediência de hoje represente a possibilidade de reavaliar o sistema educativo aplicado há tanto tempo. Quando se reage pela fama, não se questiona o sistema. E os pais podem, do alto de sua tribuna de juízes, condenar o filho à mesmice. E mesmice é símbolo de rotina e infelicidade.

Desta mesma tribuna, os pais podem supervalorizar as mínimas atitudes, sem criticar outros comportamentos inadequados, e corromper os critérios da adequação e justiça. Pode ser até que isso satisfaça os filhos momentaneamente. Porém, há o perigo de trazer infelicidade, pois o mundo não funcionará como os pais fizeram crer. A fama que se cria pela crítica e a supervalorização das pequenas coisas distorcem a percepção da própria personalidade.

Cada filho é único

A autocrítica exagerada paralisa.
A falta de crítica "delinqüência".

O que fazer, então?

Cada filho deve receber o que particularmente merece, seja crítica, seja elogio. Educação em bloco faz dos filhos um pelotão, e o que vale é a individualização. A riqueza nasce das contribuições individuais e da convivência dos diferentes. E da soma dos esforços brota a união. A saúde está relacionada à felicidade. Para criar personalidades saudáveis, é preciso considerar que cada filho tem necessidades diferenciadas. Cabe aos pais descobrir tais necessidades e também ensinar o filho a supri-las. Com isso, o filho vai aprender a medida da sociedade e da necessidade, incluindo a frustração.

Quer um exemplo? Filhos pequenos têm mania de pedir de tudo aos pais: o que lhes vem à cabeça, o que passou na TV, o que estava na mão de um amigo. Não há como os pais darem a eles tudo o que querem. Ainda bem! Porque, tendo tudo, a criança não estabelece critérios de valor. Afinal, tudo é possível!

Se os pais não podem dar, têm de explicar que não podem, nem são obrigados a dar tudo o que a criança pede.

Às vezes, até poderiam dar, mas não fazem isso porque é inadequado. É o caso da criança que pede um revólver de presente.

Existem, ainda, situações em que os pais podem dar, mas não querem. Entra em cena o critério subjetivo da vontade. A vontade está intimamente relacionada com agrados. Em geral, os pais têm vontade de presentear mais os filhos que os agradam.

Existe também o "não" educativo. As crianças já têm tantas coisas que os pais resolvem não dar pelo importante critério da educação, que é usufruir ao máximo e prazerosamente o brinquedo. E não deslocar o prazer para o ato de ganhar presentes, que é extremamente passageiro. Ocorrendo isto, esse prazer terá de ser alimentado diariamente. Portanto, passa a ser uma fome insaciável. E, por mais que a criança ganhe presentes, continuará infeliz.

A necessidade não pode ser trocada por um sacrifício. Exemplo: para você ganhar uma roupa ou um brinquedo, precisa arrumar a cama. Cria-se o método da chantagem e do interesse. Assim, quando a criança quiser uma roupa, basta arrumar o quarto. Se não quiser, não adianta a mãe insistir. O quarto continuará uma bagunça. A relação de custo/benefício na criança ainda não está bem delineada.

O filho precisa ajudar o pai pelo prazer de ajudar, não pelo que vai ganhar em troca. A mãe pode dizer: "Se você arrumar suas coisas, iremos passear depois". Dá a impressão de que o passeio está condicionado à arrumação. Muito diferente seria a mãe falar: "Vamos arrumar o quarto para você se organizar. Fica mais bonito!" A única relação com um passeio poderia ser: "Quanto menos você enrolar, quanto mais rápido arrumar o seu quarto, mais tempo teremos para passear" (ou fazer qualquer outra coisa). Isso porque, na verdade, arrumação não tem nada a ver com passeio. Tanto isso é verdade que a própria mãe, inúmeras vezes, contraria essa relação. A família não vai deixar de passear com a criança porque ela não colocou suas coisas em ordem. Mas ela pode ensinar que fazer as coisas bem-feitas e de forma organizada é favorável ao filho, pois sobrará mais tempo para outras coisas prazerosas ou até mesmo para as obrigações (como se preparar para uma prova ou fazer um trabalho na escola) das quais não pode se safar.

É muito importante que o filho tenha a gratificação adequada ao que foi feito, que ele estude para se sair bem na escola, e para alguns pais, no mínimo, para passar de ano, não para ganhar presente. Parece que os alunos não estudam para aprender. Para eles, estudar é uma obrigação, tem que fazê-la e pronto. A felicidade de passar de ano não deve ser trocada pela alegria de receber presentes. É um exemplo de inadequação na qualidade. Os pais devem mostrar e ensinar aos filhos a felicidade relacionada ao aprender, ao saber, a tornar-se uma pessoa mais inteligente (pois cada vez que raciocina cria novas conexões cerebrais) e conseqüentemente com mais chances para o futuro. O problema é que a maioria dos pais não sabe e nem viveu esse tipo de felicidade. Estudaram e arrumaram o quarto porque os pais mandaram e hoje muitos trabalham apenas pela remuneração e não pela auto-realização.

Existe a inadequação na quantidade: a criança faz um pouco e ganha muito. Ou o inverso: faz muito e ganha pouco. Desse modo, podem surgir muitas distorções.

É importante que os filhos tenham ganhos com as coisas boas que fazem, mas esses ganhos devem ser conseqüências reais do ato que fizeram. Foi bem na prova, o ganho é a nota alta, a sensação de ter se saído bem, uma gratificação que não é material e, por essa razão, alimenta de verdade a auto-estima. Se o filho manteve o quarto arrumado, o ganho é a satisfação de estar num ambiente mais agradável, achar aquilo que precisa na hora que precisa, ter as roupas em ordem, ter mais tempo para outras coisas (quem mantém as coisas arrumadas não perde tempo fazendo arrumações) e, certamente, ter os pais mais orgulhosos dele.

Quando o filho arruma seus pertences, os pais não alimentam em nada sua auto-estima ao fazer comentários do tipo: "Não fez nada mais do que a obrigação". É um jeito de tornar o filho pouco afeito à arrumação.

No outro extremo, há os filhos que nunca arrumam seus pertences. E, quando fazem isso, há quase uma festa na casa.

Se um filho arruma seus pertences e o outro não, dificilmente os pais resistem à tentação de compará-los. E as respostas acabam sendo bastante desiguais: para o que arruma, este ato passa a ser natural. Para o que não arruma, extraordinário. Desse modo, os dois vão criando fama. E quando a fama se estabelece, é até mais aceito que o desarrumado continue a viver na bagunça e o arrumado, na ordem.

O que deve importar não é a quantidade da arrumação, mas a qualidade. Não importa se está bem ou mal-arrumado. Os dois filhos têm de fazer isso. Aqui entra a individualidade de cada filho. Um filho pequeno, de uns 3 anos, por exemplo, é capaz de arrumar seu quarto, mas o fará à sua maneira (certamente diferente do modo que os pais o fariam). A mãe que elogia, mas depois vai lá e arruma tudo à sua maneira, está desqualificando o filho. Já um filho adolescente arruma de outra forma porque seu funcionamento é outro. É possível manter o quarto arrumado, mas nesta época é esperado e saudável que tenha um canto da bagunça (um gavetão, um baú, uma parte do armário), e este canto é muito significativo para o filho e deve ser respeitado. Tentar arrumá-lo é um desrespeito ao adolescente, que se sente invadido em sua privacidade.

Está errado criar um filho dentro de um processo educativo de que, se ele não fizer, haverá sempre quem faça por ele. Ainda mais se ele tem condições de executar a tarefa.

Essas etapas passam quase despercebidas na primeira infância. Mesmo porque os filhos ainda são muito dependentes. A grande prova é na adolescência, quando as falhas e/ou as qualidades da educação na infância se tornarão muito mais evidentes. Este é o momento de pôr em prática, sozinho, tudo o que aprendeu com os pais. Então, o adolescente terá de jogar fora o que não serve mais, transformar o que serve e adquirir novidades. Nesse processo, os pais já não têm mais tanta força.

Permitir ou proibir na adolescência

Imagine uma reforma num dos aposentos da casa, mas que não inclua as outras dependências. Mesmo assim, a casa inteira fica tumultuada. Embora o resultado atinja diretamente apenas um aposento, o *modus vivendi* de todos os habitantes da moradia é alterado. É isso o que acontece quando um filho entra na adolescência. Ele adquire uma série de novidades pagas pelos pais, mas escolhidas por ele, e transformações físicas e psicológicas que não dependem dele, mas de sua genética. Não adianta o pai insistir para pôr determinado objeto no quarto dele. O adolescente só irá introduzir ali o que quiser. Portanto, terão de acontecer negociações.

Há momentos em que o filho se confunde quanto à decoração. Não se adaptou muito bem ao quarto, que está mudando de dimensão e de funções. Uma falha antiga na parede poderia ser oculta pelos pais pendurando um quadro sobre ela. Talvez um quadro do anjo da guarda, ou de super-heróis, como os do Power Rangers. Com a reforma, o adolescente substitui aquele quadro por novos pôsteres, quadros e/ou fotos, com conteúdos juvenis, e o buraco fica exposto, revelando provavelmente a poeira que se acumulou ao longo dos anos e, não raramente, a presença de alguns insetos.

Esse quarto em reforma nada mais é do que o púbere. Ele joga fora os objetos infantis e sai em busca de uma nova identidade própria, que é sustentada pelos pais, concordem eles ou não. A mudança tumultua toda a família, porque os pais pouco se modificam nesse período, enquanto o filho atravessa uma etapa de profundas alterações, passando a funcionar de forma diferente.

Os problemas psicológicos que a família, numa atitude de superproteção, dava um jeito de esconder, por exemplo, com um quadro do anjo da guarda, agora ficarão expostos. E justamente num momento em que o filho não quer mais a proteção do anjo da guarda. Ele passa a ser guiado pelos próprios modelos e ídolos.

Quando as meninas iniciam sua vida afetiva, são só penas que voam para todo lado. Não me interpretem mal. Não estou dizendo que as filhas viram "galinhas" e os rapazes, "galinha". E que o anjo da guarda, aturdido com suas atitudes, muitas vezes impulsivas, não pára de bater as asas, dizendo: "Não. Por aí, não!" Por isso, voam tantas penas.

Nas suas expectativas, os pais sempre imaginaram filhos cordatos, concordantes com suas fantasias e ideologias, e nada é mais contundente do que a nova realidade: a mudança da postura do filho na puberdade. Tal reforma pode ser desde uma transformação total até uma simples adaptação ao seu crescimento.

A palavra "reforma" é apropriada porque alguns elementos da construção antiga são preservados, como a base da personalidade e os padrões morais de honestidade e idoneidade. O que muda radicalmente são as reações às ordens recebidas. Na busca da nova identidade, aceitar as ordens que acatava antigamente remete o púbere à infância, e o que ele mais deseja nesse momento é despedir-se da infância.

Pais desatentos podem interpretar as novas reações como desobediência. Nada os incomoda mais do que ver o filho escapando por entre os dedos — filho este que tão bem se aninhou nos seus braços, quando criança. Nesse momento da vida dos filhos é que surgem os maiores conflitos na cabeça dos pais.

> Na adolescência, com freqüência a mãe se sente desafiada nos seus princípios educativos e o pai, na sua autoridade.

Naturalmente, o adolescente foge, e os pais reagem mal à fuga. E, se algo dá errado com ele, quem morre de culpa é a mãe, enquanto o pai agride o filho, o que revela a diferença de gênero feminino e masculino nas reações, que também se refletem nas atitudes dos filhos.

De modo geral, o rapaz vai se tornar agressivo e violento, enquanto a moça, mesmo pleiteando a sua independência, vai se revelar mais afetiva, seja com os pais, seja com os irmãos e o namorado. Nota-se, portanto, muito mais egoísmo e imaturidade nos rapazes do que nas moças, que passam a ser mais "cuidadoras": preocupam-se se os pais trabalham muito, insistem para que saiam e se divirtam. Mas esse tipo de comportamento não pode fazer parte das expectativas dos pais porque o ser humano nem sempre segue à risca esses padrões: há homens muito afetivos e mulheres agressivas.

> *A grande dica para os pais é: não perpetuem nenhuma queixa ou valor porque amanhã seu filho será uma nova pessoa.*

O filho púbere pode desdizer tudo o que falou hoje como num simples trocar de roupa. Como se tivesse experimentado posições e, de todas, a que vai adotar é aquela na qual se sinta melhor.

Os pais que sofrem com essas instabilidades do púbere podem tentar imprimir suas características aos filhos, tomando a si próprios como referência: "No meu tempo, o meu pai fazia assim. Eu sempre agi assim. O mais correto é..."

Deve-se ter cuidado com este *erro saudosista*. A saudade funciona para buscar o resultado no passado. Só se sente saudade do que faz falta no presente. Quando os pais acham falta de disciplina nos filhos, vão lembrar-se, muitas vezes, da disciplina que seus pais lhes impunham. Erro saudosista, porque nessa hora não recordamos também de quanto mal o autoritarismo dos nossos pais nos causou. Apenas comparamos a disciplina "daquela época" com a disciplina de hoje.

Pais que esperam resultados nos seus filhos pelos erros saudosistas não conseguirão contatar o presente deles. Vivem dizendo: "No meu tempo, só de olhar, meu pai já metia medo. Hoje, se olho muito para o meu filho, ele pergunta: por que tá me olhando? Bebeu hoje?"

> *O erro saudosista tira a realidade do presente, pois provavelmente esse filho é muito diferente daquele que o pai deve ter sido porque, sem dúvida, este pai também foi muito diferente do pai que teve.*

Os próprios valores das famílias mudaram. Hoje, os pais querem que os filhos sejam felizes. No passado, esse critério de felicidade era algo muito longínquo. A grande expectativa era de que os filhos fossem bons profissionais e tivessem famílias bem constituídas. Atualmente, cada vez que existe uma ameaça à felicidade futura dos filhos, os pais se desesperam. Numa escolha afetiva, por exemplo, eles se perguntam: "Como meu filho pode ser feliz com essa leviana?" Ou então: "Será que meu filho vai se dar bem nessa profissão?" Os pais alimentam esperanças em relação aos filhos e querem influir o menos possível nas suas escolhas. Mas é muito difícil para a família conviver com escolhas afetivas que consideram inadequadas. O mesmo diz respeito às más companhias. Desse modo, surge a questão: proibir ou permitir?

É um grande dilema, pois ser pai de adolescentes é ainda ter de arcar com suas despesas materiais e sofrimentos psicológicos, apesar de a convivência diminuir bastante.

É duro para os pais agüentarem o mau humor de um filho ou de uma filha que brigou com a(o) namorada(o). Mesmo não tendo nada a ver com isso, eles sofrem juntos.

A essa altura, os pais já não têm mais tanto poder para proibir. Longe dos seus olhos, os filhos fazem o que bem entendem. As maiores ameaças são AIDS, a gravidez precoce, as drogas, a delinqüência e a segurança.

Aqui vai uma outra dica para os pais que querem reconquistar um espaço no coração dos filhos: assim como o casal pode se retirar para férias a dois, com o objetivo de reabastecer a carga afetiva e pôr em dia as questões não resolvidas, o mesmo pode acontecer entre mãe e filho, pai e filho, mãe e filha ou pai e filha. Podem tirar férias, dois a dois, para uma *convivência concentrada*.

Se o filho está dando muitos problemas e isso foge à expectativa dos pais, nada melhor do que o pai, por exemplo, tirar férias somente com esse filho. Viajarem os dois para outra cidade, talvez. Enquanto isso, a família aproveita para tirar férias também, longe do filho tumultuador. Todos agradecem ao pai por ter saído com a ovelha negra, porque a paz se restabelece enquanto ele estiver fora.

O importante é que durante essas férias o filho transforme esse pai, antes figurante, num protagonista. Nós, platéia, *nos envolvemos com os protagonistas dos filmes e novelas, não com os figurantes*. Em geral, o filho passa a desconsiderar o pai quando este se transforma em mero figurante.

Ninguém faz escolhas afetivas para sofrer. Então, se o filho está se relacionando com más companhias, é porque as más companhias estão sendo melhores que a companhia dos próprios pais. Por isso, é importante essa convivência concentrada.

Os pais podem convidar essas *más companhias para uma convivência de fim de semana* num sítio, por exemplo, ou mesmo na própria casa. Assim, as más companhias, terão de acordar, dormir e fazer as refeições com toda a família.

As más companhias também podem ser figurantes para os pais, apesar de protagonistas para os filhos. E, pela convivência, o filho irá também perceber se aquela turma é adequada ou não.

Entre o permitir e o proibir, os pais ficam como que aguardando qualquer "pisada na bola" para poder interferir. Nesse caso, a convivência torna-se desagradável porque a tendência é fazerem marcação cerrada.

Talvez fosse muito melhor a família conversar com o adolescente sobre suas preocupações, para que o filho também comece a entendê-las e não seja pego de surpresa, quer pelos amigos, quer pelos pais.

O extremo permitir pode beirar a *omissão*: às vezes, os adolescentes precisam da posição dos pais para se organizarem. Essa posição é como um farol na escuridão, quando estão perdidos. Portanto, não interferir tem limites. Se os filhos estiverem totalmente desorientados, os pais precisam interferir.

Agora, *intrometer-se* no que o filho realmente já decidiu é algo complicado. Não são as proibições que regem uma boa educação, mas sim as descobertas do motivo pelo qual algo não deve ser feito. O poder de escolha do filho será tanto mais saudável quanto melhor ele souber lidar com suas facilidades e dificuldades. É por isso que não vale a pena os pais oferecerem só uma coisa ou outra. O mais eficaz é uma combinação de duas coisas.

A felicidade do filho geralmente inclui também a alegria dos pais. Portanto, a melhor medida para atingir a felicidade é que pais e filhos caminhem com passos iguais na direção escolhida em conjunto, na velocidade e na forma que a família comportar.

Lembrando sempre:

> *O sucesso e a felicidade não dependem*
> *de o filho fazer somente o que gosta,*
> *mas também da maneira como ele*
> *aprende a lidar com o que não gosta.*

Saiba mais sobre Içami Tiba

Içami Tiba nasceu em Tapiraí SP, em 1941, filho de Yuki Tiba e Kikue Tiba. Formou-se médico pela Faculdade de Medicina da Universidade de São Paulo em 1968 e especializou-se em Psiquiatria no Hospital das Clínicas da USP, onde foi professor assistente por sete anos. Por mais de 15 anos, foi professor de Psicodrama de Adolescentes no Instituto Sedes Sapientiae. Foi o Primeiro Presidente da Federação Brasileira de Psicodrama em 1977-78 e Membro Diretor da Associação Internacional de Psicoterapia de Grupo de 1997 a 2006.

Em 1992, deixou as universidades para se dedicar à Educação Familiar. Continuou atendendo em consultório particular e dedicou-se inteiramente para que seus conhecimentos chegassem às famílias – levando uma vela acesa na escuridão da Educação Familiar. Para tanto, escreveu livros, atendeu a todas as entrevistas solicitadas, fosse qual fosse o meio de comunicação, e dedicou-se a palestras para multiplicadores educacionais.

Em 2002, lançou o seu 14º livro: *Quem ama, educa!* – que foi a obra mais vendida do ano, e também no ano seguinte, bem como 6º livro mais vendido segundo a revista VEJA. E continua um *long seller*.

No total, seus livros chegam, já, a 4 milhões de exemplares vendidos.

Em 2004, o Conselho Federal de Psicologia pesquisou através do Ibope qual o maior profissional de referência e admiração. Doutor Içami Tiba foi o primeiro entre os brasileiros e o terceiro entre os internacionais, precedido apenas por Sigmund Freud e Gustav Jung (pesquisa publicada pelo *Psi Jornal de Psicologia*, CRP SP, número 141, jul./set. 2004).

Desde 2005, mantém semanalmente no ar o seu programa *Quem Ama Educa,* na Rede Vida de Televisão. Desde essa época, mantém-se colunista da Revista Mensal VIVA SA, escrevendo sobre Educação Familiar. Foi capa dessa mesma revista em setembro de 2004 e janeiro de 2012.

Como Psiquiatra, Psicoterapeuta e Psicodramatista já atendeu mais de 80 mil adolescentes e seus familiares. Hoje atende como consultor de famílias em sua clínica particular.

Como palestrante, já ministrou 3.580 palestras nacionais e internacionais para escolas, empresas e Secretarias de Educação. Há nove anos é curador das palestras do 10º CEO'S Family Workshop, realizado por João Doria Jr., presidente do LIDE, Grupo de Líderes Empresariais.

Içami Tiba é considerado por variados públicos um dos melhores palestrantes do Brasil.

Outras Publicações da Integrare Editora

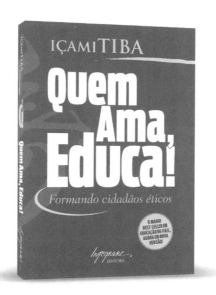

QUEM AMA, EDUCA!
Formando cidadãos éticos

Autor: Içami Tiba
ISBN: 978-85-99362-16-7
Número de páginas: 320
Formato: 16X23 cm

Outras Publicações da Integrare Editora

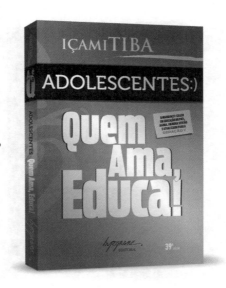

ADOLESCENTES :)
QUEM AMA, EDUCA!

Autor: Içami Tiba
ISBN: 978-85-99362-58-7
Número de páginas: 272
Formato: 16X23 cm

Outras Publicações da Integrare Editora

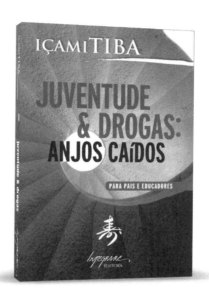

JUVENTUDE & DROGAS:

Anjos Caídos

Autor: Içami Tiba
ISBN: 978-85-99362-14-3
Número de páginas: 328
Formato: 14X21 cm

Outras Publicações da Integrare Editora

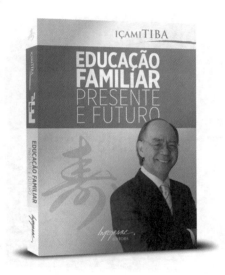

EDUCAÇÃO FAMILIAR
Presente e futuro

Autor: Içami Tiba
ISBN: 978-85-8211-052-2
Número de páginas: 320
Formato: 16X23 cm

Outras Publicações da Integrare Editora

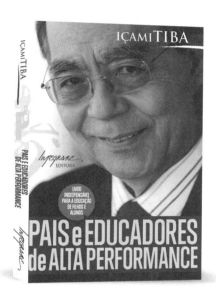

PAIS E EDUCADORES DE ALTA PERFORMANCE

Autor: Içami Tiba
ISBN: 978-85-99362-67-9
Número de páginas: 208
Formato: 14x21 cm

Contatos com os autores
IÇAMI TIBA e NATÉRCIA TIBA
TEL./FAX (011) 3815-3059 e 3815-4460
SITE www.tiba.com.br
E-MAIL icami@tiba.com.br
E-MAIL naterciatm@tiba.com.br
FAN PAGE www.facebook.com/icamitiba

CONHEÇA AS NOSSAS MÍDIAS

www.twitter.com/integrare_edit
www.integrareeditora.com.br/blog
www.facebook.com/integrare

www.integrareeditora.com.br